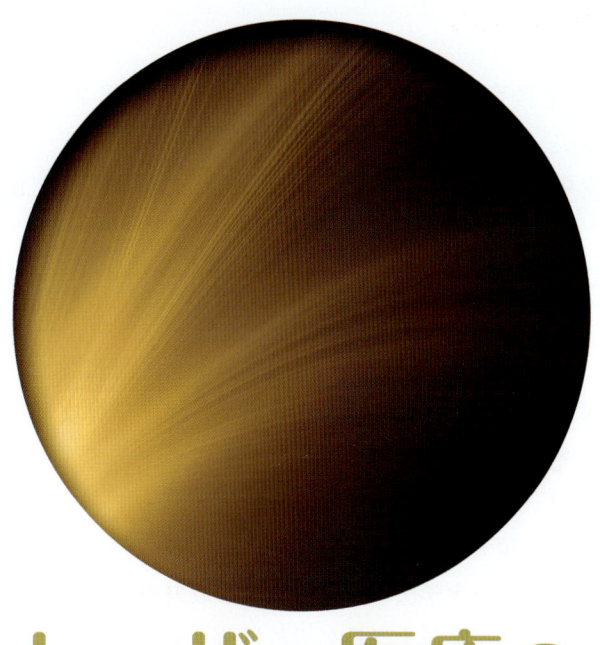

レーザー医療の

編集：日本レーザー医学会安全教育委員会

基礎と安全

改訂第2版

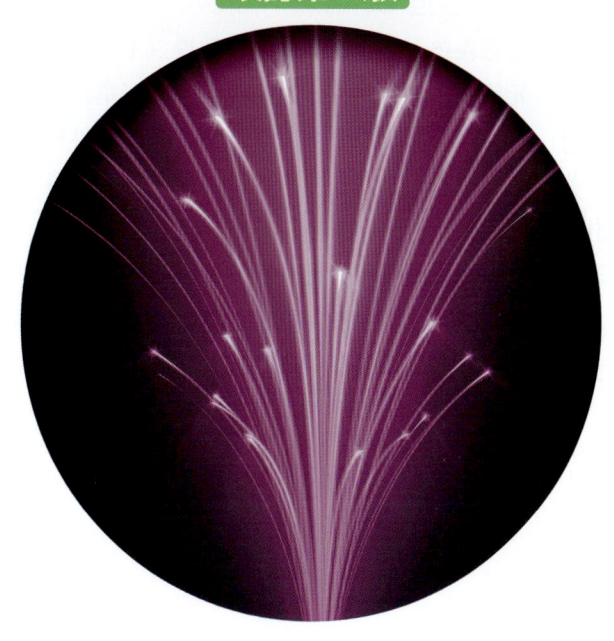

南江堂

日本レーザー医学会安全教育委員会委員と執筆分担（改訂第2版）

委員長　中島　章夫　杏林大学保健学部臨床工学科（II章②）

副委員長　大城　貴史　大城クリニック（III章③A，E，⑦，⑧，IV章③，④，p.82 コラム）

　　　　川内　聡子　防衛医科大学校防衛医学研究センター生体情報・治療システム研究部門

委員　磯本　一　鳥取大学医学部統合内科医学講座消化器・腎臓内科学

（五十音順）　近江　雅人　大阪大学大学院医学系研究科保健学専攻（II章①）

　　　　王丸　陽光　王丸クリニック（III章③D）

　　　　尾花　明　聖隷浜松病院眼科（III章④）

　　　　木村有太子　順天堂大学浦安病院皮膚科（III章③G）

　　　　河野　太郎　東海大学医学部外科学系形成外科学（III章③B，p.60 コラム）

　　　　佐藤　俊一　防衛医科大学校名誉教授（I章，II章③，p.5，p.48，p.80 コラム，演習問題）

　　　　間　久直　大阪大学大学院工学研究科環境・エネルギー工学専攻

　　　　橋新　裕一　前近畿大学理工学部電気電子通信工学科（IV章①，②，p.97，p.99 コラム）

幹事　小川恵美悠　慶應義塾大学理工学部電気情報工学科

安全教育委員会外執筆者と執筆分担 （五十音順）

　　　　荒井　恒憲　慶應義塾大学理工学部名誉教授（I章）

　　　　石渡　裕政　元鈴鹿医療科学大学医用工学部（IV章）

　　　　臼田　実男　日本医科大学大学院医学研究科呼吸器外科学分野（III章⑥）

　　　　宍戸　俊英　東京医科大学八王子医療センター泌尿器科（III章⑤）

　　　　西脇　由朗　西脇医院外科（III章①）

　　　　船坂　陽子　日本医科大学医学部皮膚科学（III章③C，p.55 コラム）

　　　　三石　剛　埼玉赤十字病院皮膚科（III章③F）

　　　　吉田　憲司　元愛知学院大学歯学部顎口腔外科学（III章②）

（付：査読については委員全員で分担して行った）

ご挨拶 改訂第2版刊行によせて

　日本レーザー医学会（以下，当学会）は，1977年に故渥美和彦名誉理事長が立ち上げた医用レーザー研究会を母体として1979年に創設されました．2004年に特定非営利活動法人となり，2005年からレーザー専門医制度を開始し，2009年に日本医学会の分科会になりました．その後，レーザー専門医は「医療に関する広告が可能となった医師等の専門性に関する資格名」として厚生労働省に認められ現在に至っています．当学会の会員は内科，外科，皮膚科，形成外科，産婦人科，泌尿器科，眼科，耳鼻咽喉科，麻酔科，整形外科，脳神経外科を専門とする臨床医だけでなく，レーザーに関連した基礎学術系研究者や，技師，看護師，レーザーに関連する教育を受けている学生も所属しています．当学会の特長は，日本の医学会においてレーザー医療の基礎と安全に関する講習会を唯一行っていることです．

　『レーザー医療の基礎と安全』の初版は，当学会が主催する安全教育講習会における教科書として2016年に刊行されました．また当学会が行っているレーザー専門医制度試験も，この内容に準拠しています．

　最近厚生労働省は，レーザー等に関連する新しい治療機器の薬事承認に際して「適応に関連する十分な知識・経験を有する医師が，講習の受講などにより，本品の使用に関する技能や合併症等に関する知識を得た上で，適切に用いられるよう，関連学会と連携の上で必要な措置を講ずること」などの承認条件を各企業に義務づけるようになりました．その受け皿として，当学会安全教育委員会は，多くの企業が開催する安全講習会を担当しています．その講習会において『レーザー医療の基礎と安全』は，唯一無二の貴重な参考書として用いられてきました．

　近年のレーザーに関連した医療機器の進歩は著しく，レーザー等を用いたさまざまな新しい治療が登場してきたため，当学会安全教育委員会が中心となって『レーザー医療の基礎と安全（改訂第2版)』を刊行することになりました．また，一般社団法人日本専門医機構が進めている新専門医制度に対応すべく，第Ⅲ章「代表的なレーザー治療の原理と注意事項」において従来の「皮膚科領域におけるレーザー治療」（3節）を皮膚科と形成外科の両方が含まれることを明確に表現するため「皮膚領域におけるレーザー治療」としました．これは当学会のレーザー専門医の多数が，皮膚科および形成外科領域の医師で占められているからでもあります．

　その他にも大幅に刷新された本書が，当学会が目指している"安全なレーザー等に関する医学，生物学及び工学における研究と技術の向上を図り社会に貢献する"という目的に役立つことを心から願っています．

　本書の刊行にご尽力いただいた当学会安全教育委員会前委員長佐藤俊一先生，現委員長中島章夫先生はじめ，多数の関係者の皆さまに心から感謝申し上げます．

　2024年初夏

特定非営利活動法人 日本レーザー医学会理事長

中村哲也

はじめに // 改訂第 2 版刊行によせて

『レーザー医療の基礎と安全』の初版は 2016 年の 8 月に発刊され，約 8 年が経過しました．この間，本書は日本レーザー医学会が主催する定例安全教育講習会，国が新規レーザー治療機器の承認に当たって義務づけている企業主催の安全講習会等の教科書として活用されてきました．また，当学会が認定しているレーザー専門医等の個人資格取得に必要な専門医制度試験も本書に準拠しており，レーザー医療の安全に重要な役割を果たしてきたと思います．しかしレーザー医療機器の進歩は著しく，新たな治療応用も登場していることから，このたび安全教育委員会では本書の改訂版を刊行することにいたしました．

本書の構成は，初版と同じ 4 章よりなります．基礎的な内容である，第 I 章「光とレーザーの基礎」と第 II 章「医用レーザーの基礎」に大きな修正はありませんが，「各種医用レーザー（2 節）」において機器の多くを新しい写真に入れ替えました．最も大きな改訂を行ったのは第 III 章「代表的なレーザー治療の原理と注意事項」で，従来の「皮膚科領域におけるレーザー治療（3 節）」を皮膚科と形成外科の両方が含まれることを明確に表現するため「皮膚領域におけるレーザー治療」とし，治療応用技術の進展を反映すべく内容も全面的に改訂いたしました．また同様に「フォトアブレーション（4節）」，「光線力学治療（6 節）」も全面的に修正いたしました．その他，新しい動向として「軟組織の凝固と蒸散治療（1 節）」に CO_2 レーザーを用いた内視鏡的粘膜下層剥離術（ESD：Endoscopic Submucosal Dissection）を，またコラムで光免疫療法（PIT：Photoimmuno Therapy）（6 節）を加えました．さらに各章の演習問題も刷新いたしました．本改訂版が，レーザー医療現場の安全性のさらなる向上に役立つことを祈念しております．

最後に，本改訂版の出版にご尽力いただいた著者の先生方，当委員会の先生方，学会事務局に厚く御礼申し上げます．

2024 年 6 月

特定非営利活動法人　日本レーザー医学会
安全教育委員会　委員長　中島章夫
前委員長　佐藤俊一

╱╱ 目　　次 ╱╱

2 各種医用レーザー 　　　27

3 医用レーザー伝送路 　　　38

Ⅲ．代表的なレーザー治療の原理と注意事項 　　　45

1 軟組織の凝固と蒸散治療 　　　45

演習問題の正解と解説

索　引

I 光とレーザーの基礎

　レーザーを安全かつ有効に医療に応用するためには，レーザーとはどのようなものか，どのような性質・特徴を有しているかについての知識が必要です．本章ではこれらの基礎的事項について学びます．

　レーザーは光の一種ですので，まず第1節で光とその性質について述べます．これをふまえ，第2節でレーザーの原理と構造，特徴について説明します．次に第3節で，レーザーを実際に使う場合に必要となるパワー，エネルギーなどの重要な特性と，それらの表記法，測定法について解説します．

　本章は物理的な内容が中心となるため，医療従事者にとっては苦手意識があるかもしれません．しかし安全のために不可欠な内容ですので理解に努めてください．なお日本語でレーザーは「レーザ」と書く場合もありますが，本書では日本レーザー医学会に準じて「レーザー」と表記します[*1]．

1 光とその性質

　光は電磁波の一種であり，波としての性質を示すとともに，粒子（光子）としての性質もあります（光の二重性）．波特有の性質として回折，反射，屈折などが生じ，これらの現象はレーザーを使用する上で非常に重要です．光の性質は波長，すなわち光子のエネルギーにより大きく変わります．これらの関係について理解してください．

A. 光は電磁波である

　身近な電磁波としてテレビやラジオの放送用電波や電子レンジのマイクロ波などがありますが，光も電磁波の一種です．しかし，そういわれてピンとくる人は少ないでしょう．電磁波は理工系の大学生が電磁気学を1年くらい勉強してたどり着く概念であり，彼らにとっても直感的には理解しにくいものだと思います．本書の読者は，次の二点を覚えてください（図1）．

[*1] JIS では「レーザ」と表記するため，JIS の引用箇所では「レーザ」と記載する．

図1　電磁波の概念図

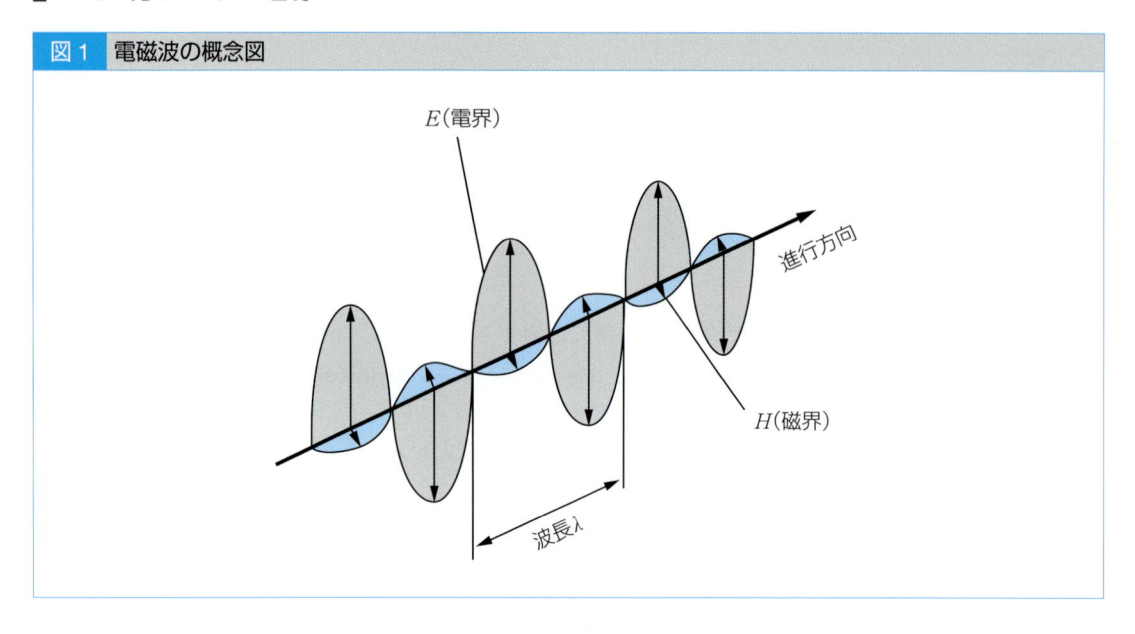

表1　代表的な物質の屈折率（理科年表より）

物質（波長）	屈折率
空気（220〜1,300 nm）	1.00
水（546〜656 nm）	1.33
石英ガラス（546〜656 nm）	1.46
BK7（656〜1,014 nm）	1.51

備考　・屈折率は波長依存性がある.
　　　・BK7は光学ガラスの一種.

- 電磁波とは，電界（E）と磁界（H）が時間的に振動しながら空間を伝搬する波動（横波）である.
- 電界（E）と磁界（H）の振動の方向，電磁波の伝搬の方向は互いに直交している.

　図1に示したように波の1周期の長さを波長 λ（m）といい，電磁波の特性はこの波長により大きく変化します. また光は真空中をおよそ毎秒3億メートル（3.0×10^8 m/s）で伝搬（伝播）しますが，物質中では変化します. 次式で示すように真空中の光速 c を物質中の光速 v で割った値を屈折率 n といいます.

$$n = \frac{c}{v} \tag{I.1}$$

　表1に代表的な物質の屈折率を示しました. ほとんどの物質の屈折率は1より大きいため，物質中の光速は遅くなり，その結果，屈折率の異なる物質の境界面では光が曲がる（屈折する）現象が起きます（後述）.

　物質中の光速 v は次式で表され，波長 λ と周波数 ν（Hz）には反比例の関係があります.

図2 光の波長による分類（国際照明委員会 CIE に準拠）

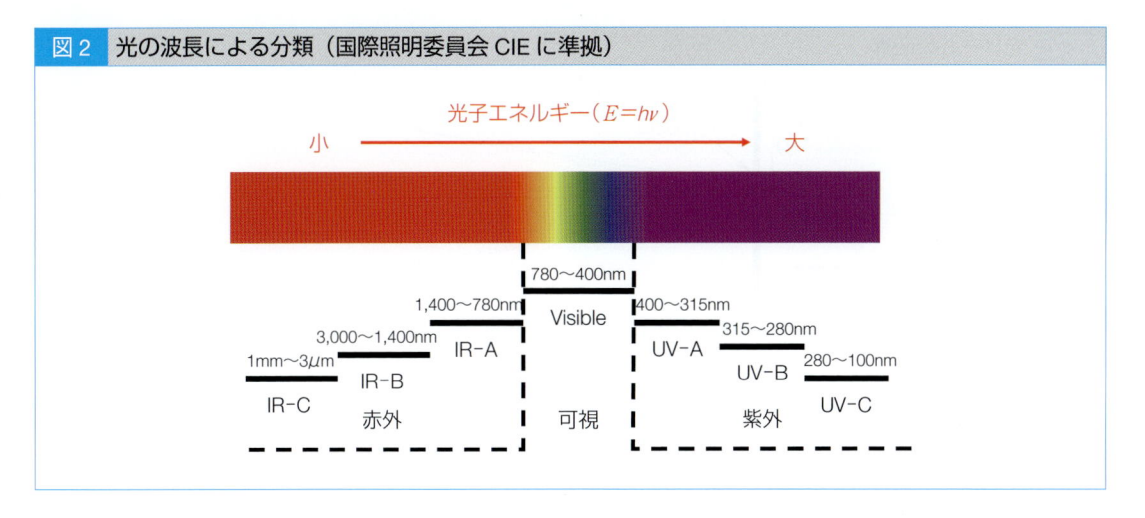

$$v = \frac{c}{n} = \lambda \times v \tag{I.2}$$

また光には波としての性質のほか粒子としての性質もあり（光の二重性という），光の粒子を光子（フォトン）といいます．光子のエネルギー E_p は周波数 v（Hz）に比例し，次式で表されます．

$$E_p = hv = h\frac{c}{n\lambda} \tag{I.3}$$

ここで比例定数 h はプランクの定数と呼ばれます．この式より光子のエネルギー E_p は周波数 v が高ければ高いほど，また波長 λ が短ければ短いほど高くなることがわかります．

B. 光の波長

　光の波長による分類法は種々ありますが，ここではもっとも標準的に用いられている国際照明委員会（CIE）に準拠します（図2）．目でみえる光（可視光）の波長帯域は光の強さや観測者により変化しますが，おおよそ 400〜780 nm です．

　可視光より短い波長の光を紫外光（紫外線）といい，波長が長いほうから UV-A，UV-B，UV-C と呼ばれます．UV-B は皮膚の表皮に作用しメラニンを生成して日焼けを起こします．UV-C は光子のエネルギーが高く，タンパク質や核酸（DNA など）を損傷させることがあります．殺菌灯はこの作用を利用していますが，発癌性があることから人体に対しても注意が必要です．

　一方，可視光より長い波長の光を赤外光（赤外線）といい，波長が短いほうから IR-A，IR-B，IR-C と呼ばれます．近赤外，中赤外，遠赤外などと分類することもありますが，IR-A，IR-B，IR-C と厳密に対応しているわけではありません．最近では，IR-C ないし遠赤外付近の光はテラヘルツ（THz）波と呼ぶこともあります（テラは 10 の 12 乗）．

図3　光ビームの伝搬

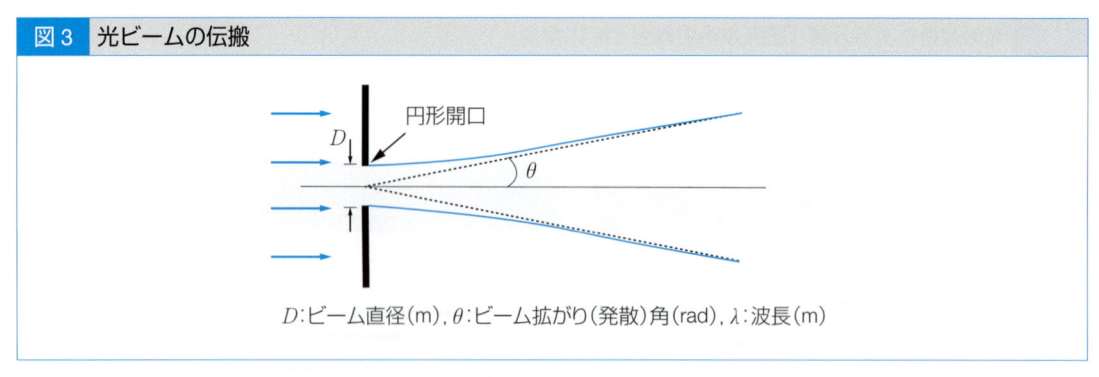

D：ビーム直径(m)，θ：ビーム拡がり(発散)角(rad)，λ：波長(m)

図4　光ビームの集光

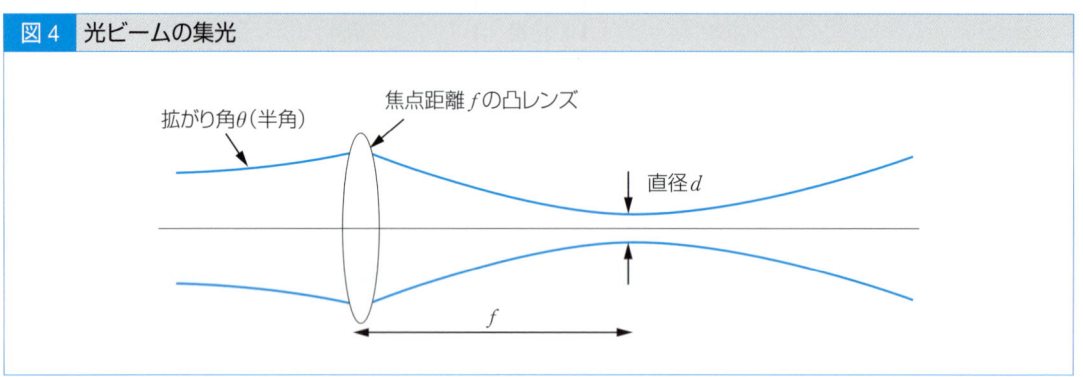

C. 光の回折による拡がりと集光

　　図3は無限に広い平面状の光の波（仮想のもの）が，直径 D の円形の穴（開口）のあるつい立てで切られ，光のビームとなって伝搬する様子を表しています。波はつい立てがあっても裏に回り込む性質があるので（回折という），開口部において直径 D のビームは拡がりながら伝搬し，ビーム径は大きくなります。このときのビームが拡がる角度 θ をビーム拡がり角またはビーム発散角といい，単位はラジアン（rad）を使うのが一般的です（1 rad ≒ 57.3°）。図のように半角でいう場合が一般的ですが，全角でいう場合もあるので注意してください。ここで光ビームをレーザービームに置き換えて考えることもできます。よくレーザーは平行光線であるといわれますが，レーザービームもこの回折の影響を免れません。すなわちレーザービームも実際は回折の影響によりわずかに拡がりながら伝搬します（コラム，p.5 参照）。

　　理論上もっとも小さい拡がり角（半角）を回折限界角といい，波長を λ とするとき，次式で表されます（円形ビームの場合）。

$$\theta \fallingdotseq 1.22 \times \frac{\lambda}{D} \tag{I.4}$$

　　これよりビーム発散角は波長が短いほど，またビーム径が大きいほど小さくなることがわかります。

　　次に上記の発散角 θ の光ビームを焦点距離 f の凸レンズで集光することを考えましょう（図4）。焦点におけるビームの直径（スポット径）を d とすると，d は f，θ と次式

の関係があります.

$$d = f \times 2\theta \qquad (I.5)$$

すなわち，同じ焦点距離のレンズを使う場合，発散角が小さいほど小さなスポット径に集光できることがわかります. また（I.4）式を（I.5）式に代入して考えると，小さく集光するためには波長が短いほど，またビーム径が大きいほど有利であることがわかります.

レーザーは平行光である．○か×か？

　本文中で述べたように，レーザーといえども回折の影響を免れず，わずかに拡がりながら伝搬します. したがって物理的には，レーザーは平行光でありません. 仮に完全に平行とすると発散角 $\theta = 0$ ですから，（I.5）式より焦点におけるスポット径もゼロとなり，強度（放射照度）は無限大になってしまいます. 危険きわまりなく，医療に応用できないでしょう. また太陽光も平行光線といわれることがありますが，これも正確でありません. 太陽は球体であり，光は全方向に放射状に拡がるので，平行光でないのは明らかです. ただはるか遠方の地球上で，太陽からの距離とは比べものにならないくらい短距離で観測するため，平行のようにみえるだけです. 太陽光を虫めがねで集光して黒い紙に当てると発火させることができますが，もし太陽光が完全な平行光であればこれではすみません.

D. 光の反射と屈折

　次に光の反射について考えてみましょう. 図5a は金属平板に光が入射角 θ で入射し，反射角 θ' で反射している様子を表しています. よく知られているように $\theta = \theta'$ となり，このような反射を正反射といいます. 金属表面は一般に反射率が高く，光沢がある場合は90％以上に達します. したがって，レーザーが金属製の手術器具に当たった場合は，その反射にも十分注意が必要です.

　また光の反射は透明な物質と透明な物質の境界面でも起き，これをフレネル反射といいます. 図5b は屈折率 n_1 の透明物質1の中を進む光が，屈折率 n_2 の透明物質2に入射角 i で入射する様子を示しています. ここでは $n_1 < n_2$ であり，たとえば空気中から水やガラスに光が入射する場合に相当します. 境界面では反射が起こり，正反射と同様に入射角と反射角は等しくなります. また一部の光は透明物質2に入り，光路は曲げられ屈折します. 屈折角を r（図参照）とすると i と r の間には次の関係があります.

$$\frac{\sin i}{\sin r} = \frac{n_2}{n_1} \qquad (I.6)$$

　この関係は屈折の法則（スネルの法則）といわれ，入射角と屈折角の大小関係が屈折率の大小関係の逆になることを示しています. すなわち図5b の例では，$n_1 < n_2$ より $i >$

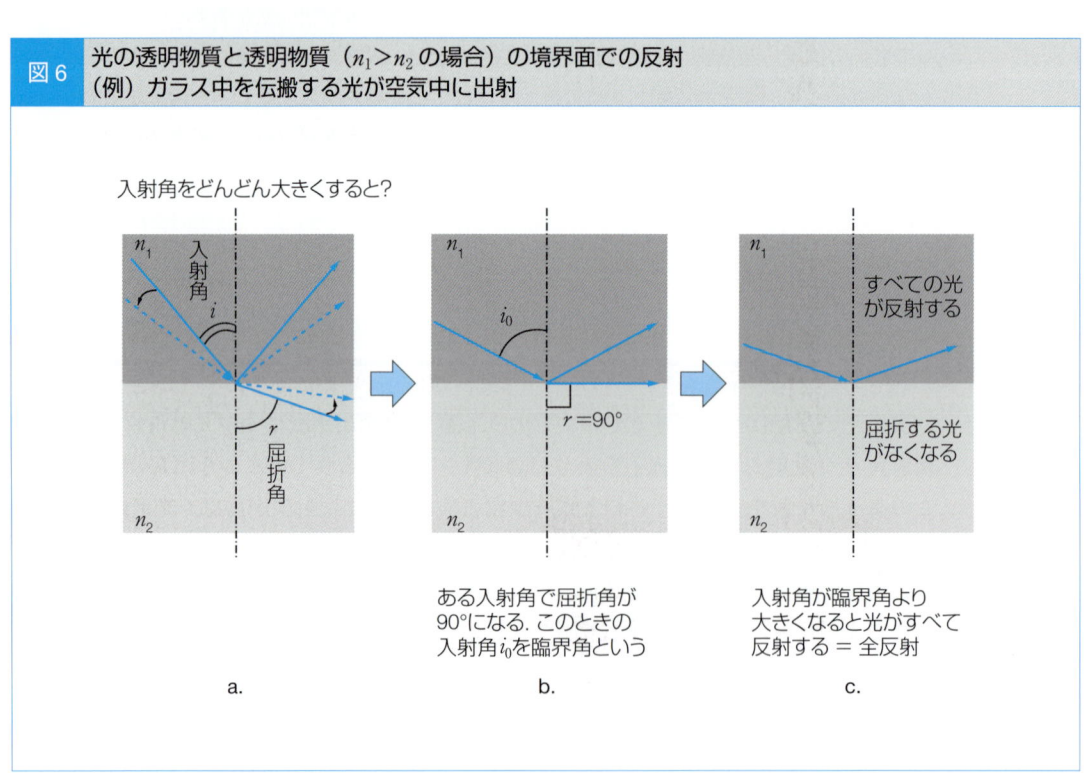

> **図5** 光の金属面による反射（a）と透明物質と透明物質（$n_1 < n_2$の場合）の境界面での反射（b）

a. 光沢のある金属面
（例）光が手術器具の表面に入射
・入射角と反射角は等しい（正反射）
・反射率は高い

b. 透明物質と透明物質の境界面（$n_1 < n_2$）
（例）光が空気から水に入射
・反射および屈折する
・入射角と屈折角にはスネルの法則が成り立つ

> **図6** 光の透明物質と透明物質（$n_1 > n_2$の場合）の境界面での反射
> （例）ガラス中を伝搬する光が空気中に出射

a.

b. ある入射角で屈折角が90°になる. このときの入射角i_0を臨界角という

c. 入射角が臨界角より大きくなると光がすべて反射する＝全反射

r（入射角より屈折角が小）となります.

　反対に$n_1 > n_2$の場合はどうなるでしょうか？ たとえばガラス中を進む光が空気中へ出ようとする場合に相当します. この場合は$r > i$（入射角より屈折角が大）となるので, 光は **図6a** で青い実線矢印で示したように進みます. ここで入射角を大きくすると, 光は青い破線矢印で示したように進み, 屈折角はさらに大きくなります. これでわかるよ

うに，入射角をさらに大きくしていくと，図6b に示したように，ある入射角で屈折角が 90° になります．このときの入射角 i_0 を臨界角と呼びます．そして図6c に示すように，入射角が臨界角より大きくなると，もはや屈折する光はなくなり，光はすべて反射するようになります．これを全反射といい，光ファイバーはこの原理を用いて光をガラス中で伝搬させます（Ⅱ章③A 参照）．

　以上より，光は金属面のみならず水やガラスなどの透明物質の表面でも反射するため，レーザー治療の現場では，これらの反射光に対しても十分な注意が必要です．具体的な対策についてはⅣ章で述べます．

② レーザーとは

　　最初にレーザーの原理を理解するために必要な，誘導放出と反転分布という二つの重要な現象について説明します．反転分布を作るためには励起が必要です．実際のレーザー装置は，レーザー媒質，励起装置，光共振器の三つの基本構成要素よりなります．それぞれの役割や種類について理解してください．またレーザーの四つの重要な特徴である単色性，可干渉性，高指向性・高集光性，高強度と，それらの医学的意義について学びます．

A. レーザーの原理

　　レーザー（LASER）とは，Light Amplification by Stimulated Emission of Radiation の略語（頭字語）で，訳すと「放射の誘導放出による光増幅」となります．これはどんな意味でしょうか？　ここではまず，レーザーの原理を理解するために必要な二つの重要な現象，誘導放出と反転分布について説明します．

　光はさまざまな過程で放出されますが，代表的なものに原子，分子，イオンなど（以下，粒子という）による放出があります．ある粒子が高いエネルギー状態（上準位）にあると，このような粒子は不安定であるため，じきに低いエネルギー状態（下準位）へ戻り，このとき，上準位と下準位のエネルギー差に相当するエネルギーの光子が放出されます（（Ⅰ.3）式参照）．このような放出を自然放出といい，図7a に模式的に示しました．

　放出にはもう一つ図7b に示した誘導放出があります．これはいわば，粒子が外からくる光子に刺激されて光子を放出する現象で，図をみてわかるように，この現象が起きると光子が二つに増えます．すなわち誘導放出により光の増幅が起きることになり，大ざっぱですが，これが「放射の誘導放出による光増幅」に関する説明です．しかしこれだけでレーザーは得られません．それは図7c に示した誘導吸収（単に吸収ともいう）という過程があるためです．

　誘導吸収は下準位にある粒子が光子からエネルギーをもらって（光子を吸収して）上準位に上がる過程ですが，これが起きると光子はなくなります．すなわち光が増幅され

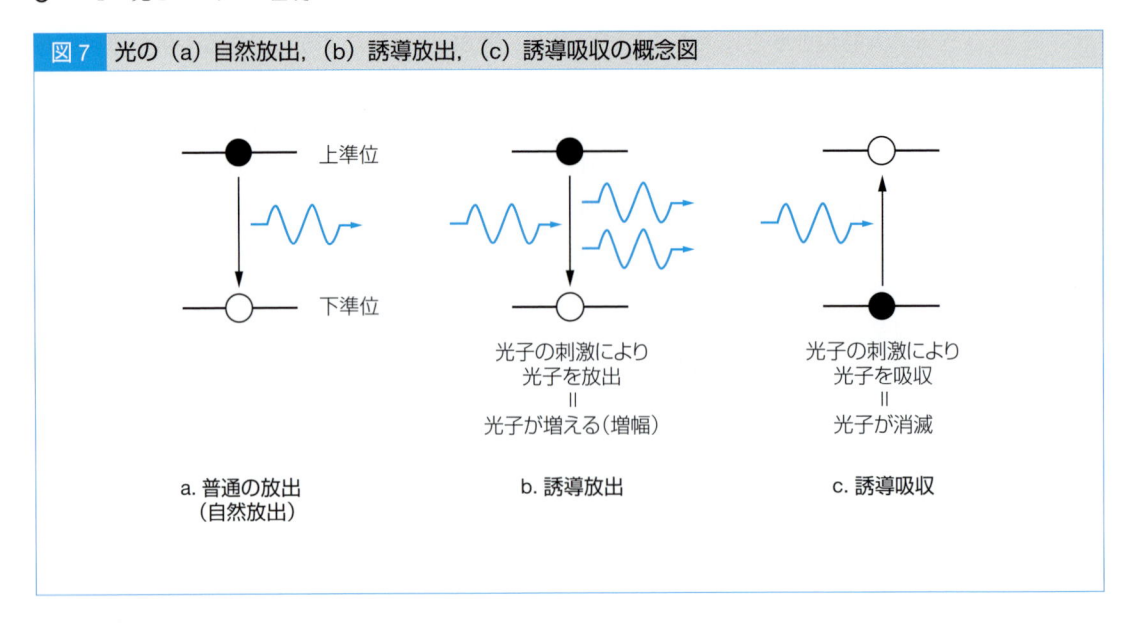

図7 光の (a) 自然放出, (b) 誘導放出, (c) 誘導吸収の概念図

光子の刺激により
光子を放出
＝
光子が増える（増幅）

光子の刺激により
光子を吸収
＝
光子が消滅

a. 普通の放出
（自然放出）

b. 誘導放出

c. 誘導吸収

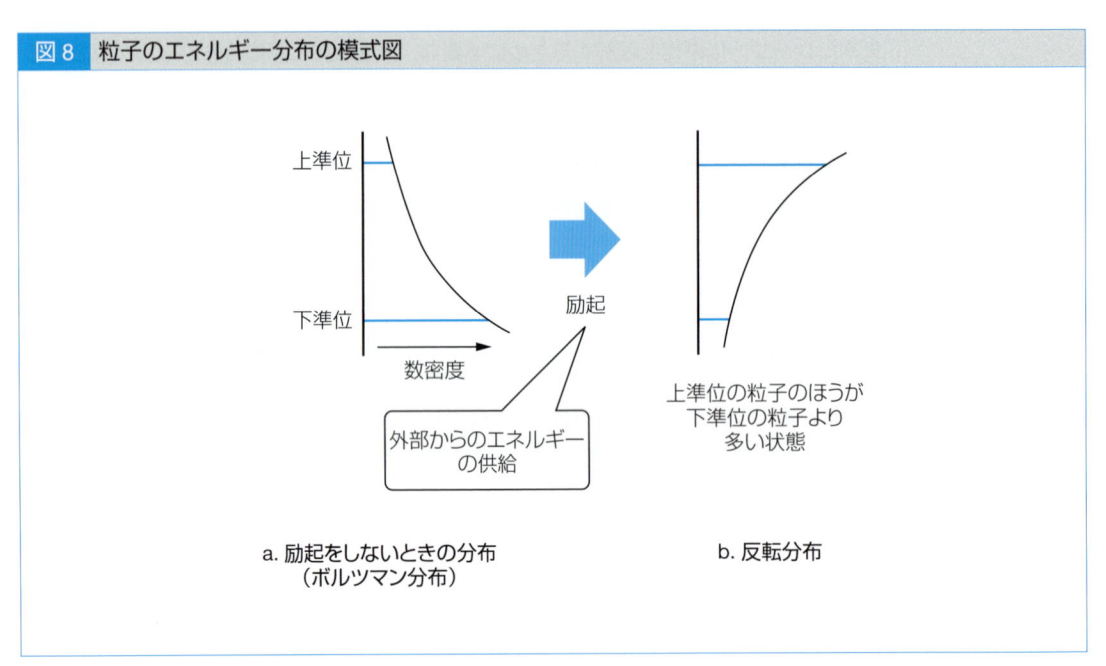

図8 粒子のエネルギー分布の模式図

励起

外部からのエネルギー
の供給

上準位の粒子のほうが
下準位の粒子より
多い状態

a. 励起をしないときの分布
（ボルツマン分布）

b. 反転分布

る過程と消滅する過程が共存しているのですが，これら二つは同じ確率で発生するという性質があります．レーザーを発生させるためには，吸収より増幅を優勢にする必要がありますが，そのために必要なのが反転分布です．

　ある粒子の集団があった場合（たとえばガラス管に気体を入れた状態），粒子はいろいろなエネルギー状態をとりますが，何もしないと，その分布は**図8a**に示したように，上準位にある粒子より下準位にある粒子のほうが多くなります（**ボルツマン分布**という）．この状態で誘導放出と誘導吸収が同じ確率で発生すると，下準位にある粒子が多いため吸収のほうが優勢になってしまいます．もうおわかりと思いますが，誘導放出を優

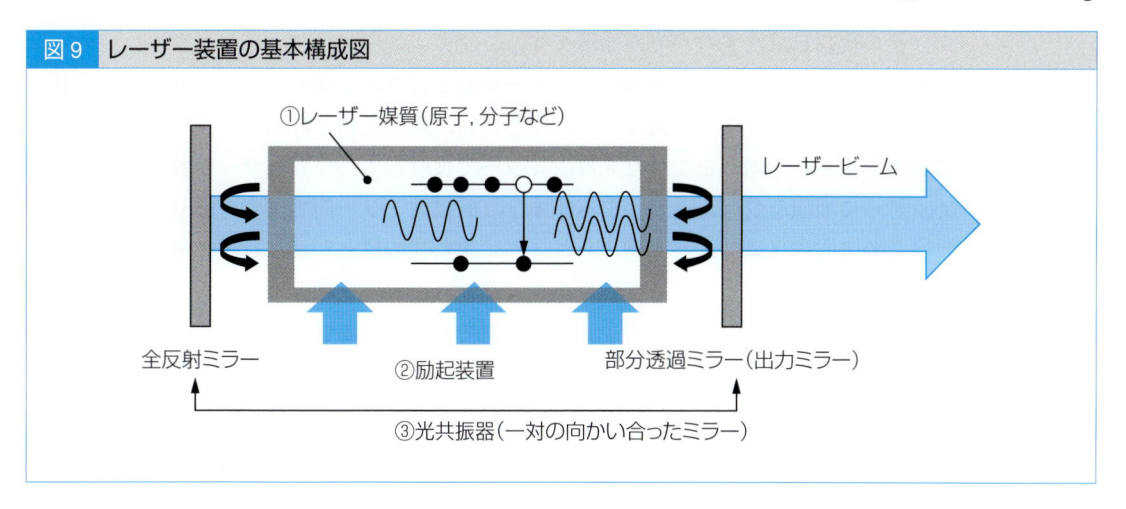

図9　レーザー装置の基本構成図

①レーザー媒質（原子, 分子など）

レーザービーム

全反射ミラー

②励起装置

部分透過ミラー（出力ミラー）

③光共振器（一対の向かい合ったミラー）

勢にするためには**図 8b** に示したように，下準位にある粒子より上準位にある粒子の数が多い状態を作ればよいのです．このような分布を反転分布（逆転分布）といい，粒子の集団にエネルギーを与える（励起する）ことにより，このような状態を作ることができます．ガラス管に入れた気体の例では，気体に高電圧をかけて放電を起こすと，電子が粒子に衝突することにより粒子は励起されます（放電励起）．**図 7c** で説明した誘導吸収が起きると上準位の粒子が増えるので，これを励起に使えると気づいた読者もいるでしょう．実際に粒子の集団（たとえば固体結晶）に光を照射して吸収させることにより励起するのも代表的な励起法の一つです（光励起）．

B.　レーザー装置

　前項でレーザーを発生させるためには，光子を放出する粒子の集まり（レーザー媒質という）と，それに励起を行う仕組み（励起装置）が必要であることを説明しました．しかしこれらだけでは，まだレーザーを得ることができません．もう一つ，光共振器（レーザー共振器）と呼ばれるものが必要です．これらレーザー媒質，励起装置，光共振器の三つがレーザー装置の基本構成要素です．

　図 9 にレーザー装置の基本構成を模式的に示しました．レーザー媒質は前述したように，光を放出する原子，分子，イオンなどの粒子の集まりで，気体，液体，固体などさまざまな状態のものが用いられます．気体や液体であればそれらをガラス管などに封入したもの，固体であればロッド状（棒状）の結晶などをイメージしてください．励起装置としては，レーザー媒質が気体（気体レーザー）の場合は放電励起が一般的であり，電源や電極が必要となります．液体レーザー，固体レーザーは光励起が一般的です．光励起の光源には各種ランプが用いられますが，レーザーを用いる場合もあります（レーザー励起レーザー）．

　さて前述したように，レーザー媒質を励起すると反転分布が形成され，誘導放出が起きて光子が増幅されますが，この増幅はあらゆる方向に起きてしまいます．レーザーをビームとして取り出すためには，特定の方向のみに増幅を起こさせなければなりませ

ん．その役割を果たすのが光共振器です．

　図9に示したように光共振器はレーザー媒質をはさんで向かい合せに置かれた一対の鏡（ミラー）です．ここで両ミラーの中心を結ぶ線を光軸と呼ぶと，光軸と平行な方向に誘導放出されて増幅を受けた光は，ミラーで反射して再びレーザー媒質に戻されるため，さらに増幅を受けることができます．反射は両ミラー間で何度も繰り返されるために，この方向の光はどんどん強められ，右に進む光の波と左に進む波は波長も振幅[*2]も等しいことから合成されて定在波[*3]となります．一方，光軸と平行でない光はミラーに到達できないか，到達できても少数回の反射でレーザー媒質から外れてしまうため，やがて吸収されて消滅してしまいます．このようにしてミラー間に強い光ビーム（レーザービーム）が形成されます（レーザー発振）．しかし2枚のミラーがいずれも全反射ミラー（反射率100％のミラー）であると，レーザービームはミラー間に存在するだけです．そこで，片方のミラーを部分透過ミラー（光の一部を透過するミラー）にすることにより，レーザービームを外に取り出して利用できるようにします．物理的な厳密さは欠けますが，以上がレーザーの原理に関する説明です．レーザー装置の具体例については II 章で述べます．

C. レーザー光の特徴と医学的意義

　本項ではレーザー光の四つの重要な特徴である①単色性，②可干渉性，③高指向性・高集光性，④高強度と，それらの医学的な意義について述べます．

1. 単色性

　レーザーは同じ種類の粒子の特定のエネルギー準位間で起きる誘導放出を利用するので，一定の波長，すなわち単色の光を発振します[*4]．原理的には複数の種類の粒子や，同じ粒子の異なるエネルギー準位間で同時に発振，すなわち複数の波長で発振させることが可能です．しかし，光共振器のミラーを特定の波長のみで反射するようにするなどして，単一波長で発振させて用いるのが一般的です．これに対してランプや白熱灯は多くの波長，あるいは連続的な広い範囲（広帯域）の波長の光を放出します．

　レーザーはこの単色性があるがゆえに，特定の光吸収体を狙いうちしたり，特定の化学物質を励起したりすることが可能であり，それぞれ，あざ治療，光線力学治療などに応用されています（III 章参照）．

2. 可干渉性

　図10にレーザー光の波を模式的に示しました．図はレーザー光が振幅も位相もそろっていることを表しています[*2]．このような光ビームの前に二つの小さな穴が開いた

[*2] 波を $u = A \sin\theta$ で表したとき（正弦波），A を振幅，θ を位相という．

[*3] 定常波ともいう．波長，周期（周波数），振幅，速さが同じで進行方向が互いに逆向きの二つの波が重なり合うと，波形が進行せず，その場に止まって振動しているようにみえる波動が生ずる．これを定在波という．

[*4] 厳密にいうと，レーザーの発振波長は完全な単色ではなく一定の幅（拡がり）があり，これを線幅，スペクトル幅などという．

図10　レーザー光の波（電磁波）の模式図

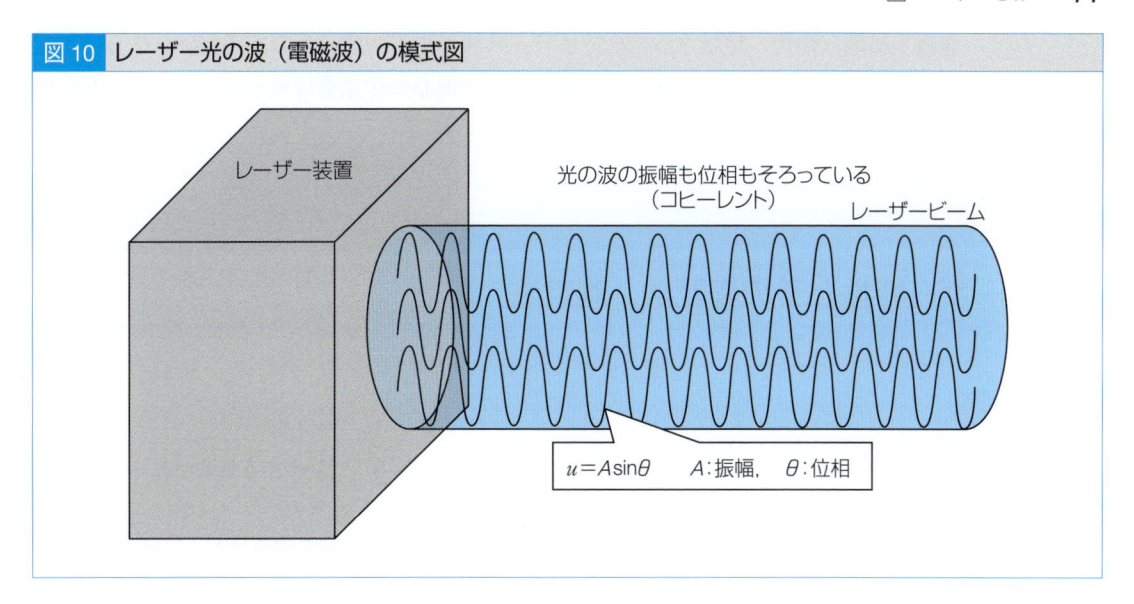

　つい立てを置くと，穴から出た二つの光は，波の山と山が重なって強め合い，また谷と谷が重なって弱め合います（干渉）．すなわち，レーザー光は可干渉性があります（英語ではコヒーレント coherent であるという）．図10ではどの時間でも，またどの場所でも振幅，位相がそろっているので，時間的にも空間的にもコヒーレントな状態を表しています．

　可干渉性そのものを治療に用いる例はあまりないと思いますが，計測・診断分野においては，この性質が多く用いられています．

3. 高い指向性・集光性

　レーザー光の指向性が高い（特定の方向に効率よく伝搬する）のは，前述した光共振器の働きによるところが大きいです．すなわち，光共振器により光軸に平行に放出された光子が効率よく増幅されるため，光軸に沿ったレーザービームが得られます．前述したように，レーザー光も回折の影響により少しずつ拡がりながら伝搬しますが，一般的なレーザーの発散角は数ミリラジアン（0.1°程度）ですので，いま仮に発散角（半角）θ = 3 ミリラジアン（3 mrad = 3×10^{-3} rad）のレーザービームを焦点距離 f = 100 mm（0.1 m）のレンズで集光することを考えると，焦点におけるビーム径（スポット径）d は，（I.5）式より 0.6 mm となります．この例より，レーザーによる精密な手術や，レーザーを細い光ファイバーに導入することが可能であることが理解できるでしょう．

4. 高 強 度

　誘導放出による光の増幅と光共振器の働きにより，レーザーではランプなどの普通の光源より著しく高いパワーの光が得られ，集光することにより強度はさらに何桁も高くなります．仮にパワーが 10 W のレーザーを直径 0.5 mm に集光すると，その放射照度（本章③ D 参照）は $5\,\mathrm{kW/cm^2}$ 以上に達し，このような強度はほかのエネルギー源では簡単に得られません．レーザー治療の多くは，このような高強度性を利用して病変組織を

蒸散，凝固，焼灼，破壊するものであり，過照射や正常組織への誤照射はしばしば重大な副作用を招きます．レーザーの医療応用には細心の注意をはらってください．具体的な注意事項や安全対策についてはIV章で述べます．

3   レーザー特性とその表記法，測定法

　レーザーにはパルス波で動作するものと連続波（CW）で動作するものがあります．これらの出力を表す放射エネルギー（単位：ジュール；J）と放射パワー（単位：ワット；W）について理解してください．放射エネルギーと放射パワーの関係はとくに重要です（パワーの時間積分がエネルギー）．また実用上，パルス幅やビーム径をどのように定義するかについて説明します．さらにレーザー装置を使用する上で必要となる，これらパラメーターの日常点検について学びます．

A. 放射パワーと放射エネルギー

　レーザー発振の形態（時間特性）には大きく分けてパルス波と連続波（Continuous Wave：CW）があり，用途により使い分けます．パルス波はごく短時間のみの発振を，また連続波は時間的に持続する発振を意味します．JIS では「0.25 秒以上の持続時間の連続出力が得られるレーザは CW レーザとみなす」と決められていることから，持続時間が 0.25 秒未満の発振はパルス波レーザー（単にパルスレーザーともいう）とみなせます．パルス波はさらに，単一（シングル）パルスで用いられる場合と繰り返しパルス（連続パルス列）で用いられる場合があります．

　これらの時間特性を模式的に図 11 に示しました．図の縦軸は放射パワー（慣用で単にパワー，出力ともいう）を表し，単位は W（ワット）です．パルス波において頂点のパワー（尖頭値）をピークパワー（W）といい，繰り返しパルス波の場合，1 秒間のパルス数を繰り返し速度または周波数（単位は Hz または s^{-1}）[*5]，パワーの時間平均を平均パワー（W）といいます．

　ここで，放射パワーと放射エネルギー（慣用で単にエネルギーともいう）の関係が非常に重要です．次式に示すように，放射パワーの時間積分（時間波形の面積）が放射エネルギーとなります．

$$（放射エネルギー[J]）= \int（放射パワー[W]）dt \qquad （I.7）$$

単位には次式の関係があります．

$$[J] = [W] \cdot [s] \qquad\qquad （I.8）$$

　図 12 に時間波形が異なっても放射エネルギーは同じである例を示しました．このよ

[*5] pps（pulse per second）という場合もあり．

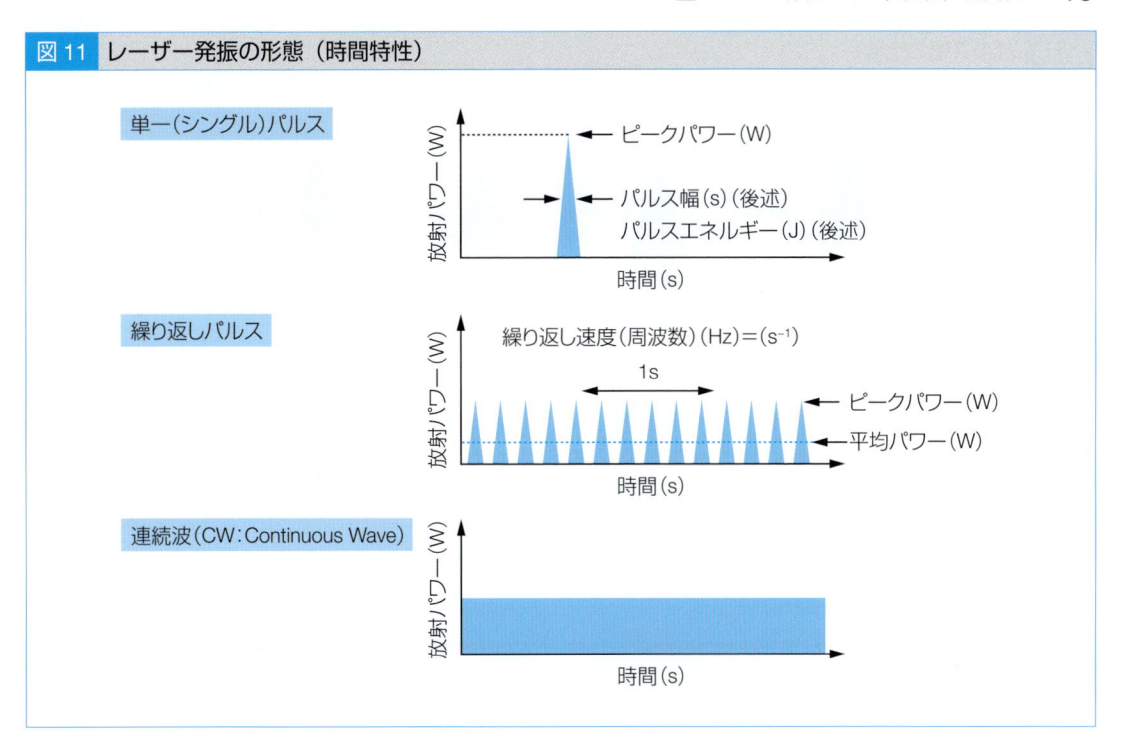

図11 レーザー発振の形態（時間特性）

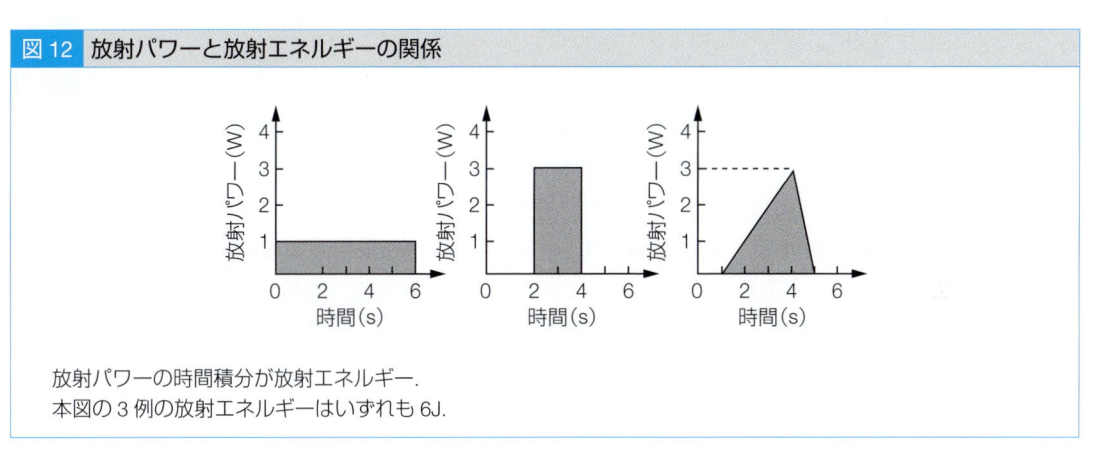

図12 放射パワーと放射エネルギーの関係

放射パワーの時間積分が放射エネルギー．
本図の3例の放射エネルギーはいずれも 6J．

うな場合，当然のことながら生体作用に違いを生じます．またCWレーザーの場合，放射パワーが一定であっても照射時間に比例して放射エネルギーは増大するため，短時間照射では生体に影響がなくとも，長時間照射ではエネルギーが蓄積し，熱的な傷害などをきたすおそれがあります．これは，低温熱傷の例を考えれば理解できるでしょう．

　レーザーの特性ないし仕様を表現する場合，パルス波ではパルス当たりの放射エネルギー（パルスエネルギー）がよく用いられますが，ピークパワー，パルス幅，繰り返し速度などにより生体作用は大きく変わるので，使用に当たってはすべてを把握する必要があります．CWレーザーの特性は放射パワーで表現されますが，上述したように照射時間により生体作用は変わるので，治療部位に投入される総エネルギーに注意が必要です．

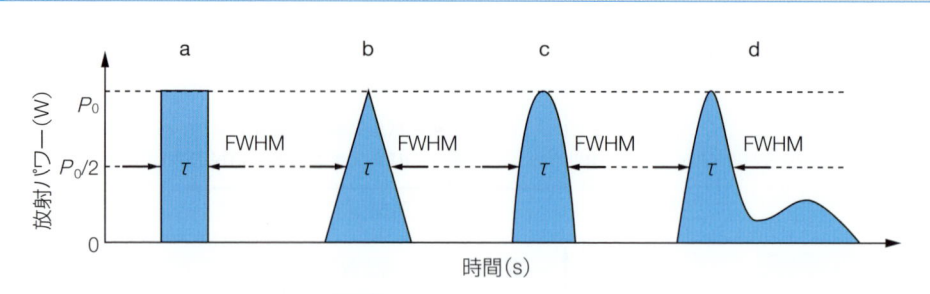

図 13 パルス幅の定義

パルスの立ち上がりと立ち下がりでパワーがピークパワーの半値となる時間間隔を半値全幅（FWHM）といい，通常，パルス幅というとこの時間を指す．本図の 4 例はピークパワー P_0 と半値幅 τ を等しく表記している．a と b はパワーの時間積分値が等しいが（$P_0 \times \tau$），これらと c，d の時間積分値は異なる．すなわち，ピークパワーと半値幅が等しくとも，厳密にはパルスエネルギーが異なる場合がある．

B. 単一パルスレーザー

　パルス波には図 13 に示したようなさまざまな波形が考えられます．図 13a のような矩形波の場合は自明ですが，そのほかの例の場合，パルス幅はどのように定義するのでしょうか？

　JIS ではパルス幅（単一パルスの放出持続時間）は，「パルスの立ち上がり半値点と立ち下がり半値点の間の時間」と定義されています．これは半値全幅（単に半値幅ともいう），英語では Full Width at Half Maximum の頭文字をとって FWHM と表記されます．図 13 の四つの波形について FWHM を矢印で示しました．単にパルス幅といった場合はこの FWHM を指すのが普通です．この図で四つの波形の FWHM とピークパワー P_0（W）は等しく記載しました．ここで波形の時間積分値（面積）を考えると a と b は等しくなりますが，これらと c，d は等しくありません．すなわち，パルス幅（FWHM）とピークパワーが同じでも，パルスエネルギーが等しいとは限らないことに注意が必要です．

　パルスレーザーの仕様として，パルスエネルギー E（J）とパルス幅 τ（s）が示されていても，ピークパワー P_0（W）が不明な場合が少なくありません．この場合，三角波を仮定すれば，次式でピークパワーを見積もることが可能です（図 13b 参照）．

$$P_0 = E[\mathrm{J}] \div \tau[\mathrm{s}] \tag{I.9}$$

　例としてこの式を用い，パルスエネルギーが 1 J で，パルス幅が 100 マイクロ秒（μs；$1\,\mu\mathrm{s} = 10^{-6}\,\mathrm{s}$）の場合と，10 ナノ秒（ns；$1\,\mathrm{ns} = 10^{-9}\,\mathrm{s}$）の場合のピークパワーを計算してみましょう．それぞれ 10^4 W，10^8 W となり，4 桁の違いがあります．図 12 に関する説明と重複しますが，同じパルスエネルギーでも，パルス幅が異なると生体作用に大きな違いを生ずることになります．

　図 14 に示したように，医療用パルスレーザーにはさまざまなパルス幅のものがあります．パルス幅がピコ秒（ps；$1\,\mathrm{ps} = 10^{-12}\,\mathrm{s}$）程度より短いレーザーは超短パルスレー

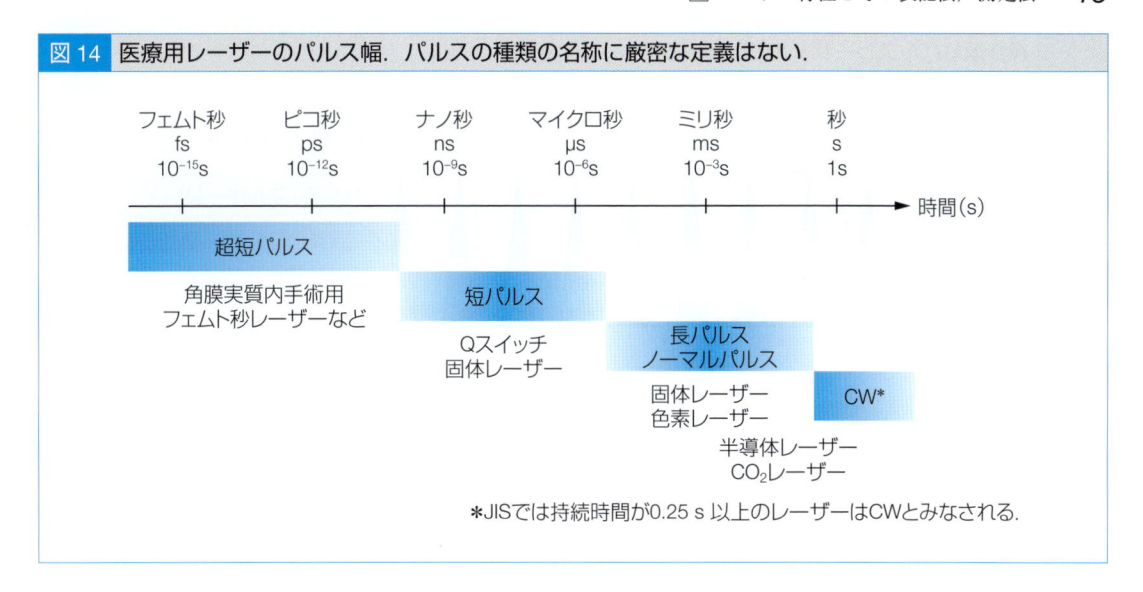

> **図14** 医療用レーザーのパルス幅．パルスの種類の名称に厳密な定義はない．

ザーと呼ばれ，最近ではフェムト秒（fs；1 fs $= 10^{-15}$ s）に近いパルス幅のレーザーが目の角膜実質内手術などに用いられています．単に短パルスレーザーというと，パルス幅がナノ秒程度のレーザーを，またそれより長いパルス幅のレーザーを長パルス（ロングパルス）レーザー，ノーマルパルスレーザーなどということがあります．しかし，これらのパルス名称に厳密な定義はありません．また実体と離れた商標的なパルス名が使われることも少なくないため，パルス幅については定量的に把握するようにしてください．

C. 繰り返しパルスレーザー

　繰り返しパルスレーザーの特性は少々複雑なため，ここで改めて説明します（図15）．各パルスのパワーを時間的にならしたパワーを平均パワーといい P_{av}（W）と表すと，P_{av} は各パルスのエネルギー E，繰り返し速度（周波数）f_{rep}（Hz）と次式の関係があります．

$$P_{av}[W] = E[J] \times f_{rep}[Hz] \qquad (I.10)$$

また隣り合うパルスとパルスの時間間隔を周期といい，これを T（s）と表すと，周波数と周期には次式の関係があります．

$$f_{rep}[Hz] = \frac{1}{T[s]} \qquad (I.11)$$

　ここで繰り返しパルスレーザーを生体に照射したときの現象について考えてみましょう．あるパルスが生体に照射されるとその部位で吸収が生じ，発熱します．ここで発生した熱が，熱伝導等により逃げるのに要する時間を熱緩和時間といいます．パルス間隔（周期）が熱緩和時間より長い場合は，次のパルスが照射されるまでに熱が逃げてしまうため，熱の蓄積は起きません．逆に周期が熱緩和時間より短い場合は，熱が逃げる前に次のパルスが照射されるために熱の蓄積効果が生じます．このため組織の温度が上昇し続ける危険性があり，熱的な副作用に注意が必要です．繰り返しパルスレーザーは，周

図15 繰り返しパルスレーザーのパラメーター

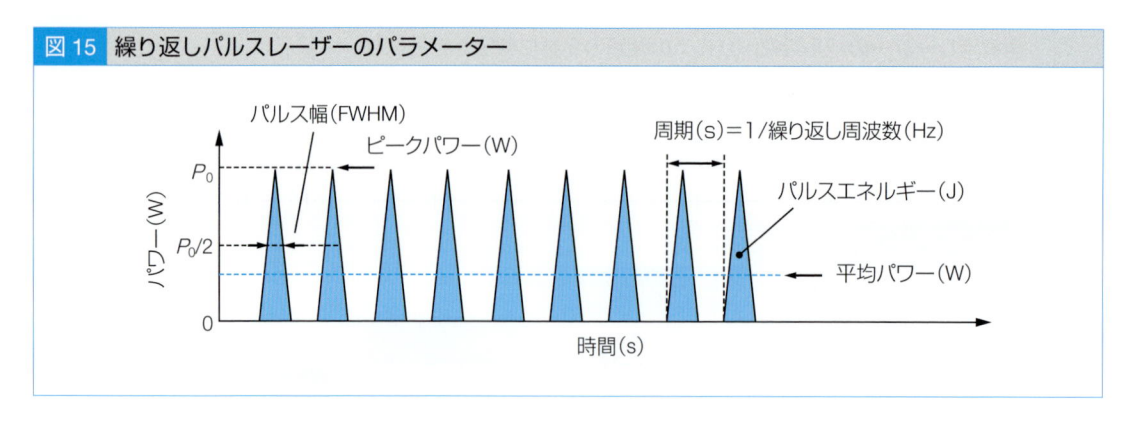

波数が高くなればなるほど，すなわち周期が短くなればなるほど，生体に対してCWレーザーに近い作用を及ぼすようになります．

D. レーザーの空間特性

　前項まではレーザービームの空間特性にふれていませんでしたが，レーザーの生体作用を考えるとき，照射面積が決定的に重要な因子となります．図16に示したように，CWレーザーにおいては放射パワー P（W）を照射面積 S（cm^2）で割った値 P/S（W/cm^2）を放射照度（慣用で強度，パワー密度），パルスレーザーにおいては放射エネルギー E（J）を照射面積 S（cm^2）で割った値 E/S（W/cm^2）を放射露光（慣用でエネルギー密度，フルエンス）といいます．同じ放射パワーないし同じ放射エネルギーのレーザーを照射しても，これらの値が異なれば生体で誘起される現象は大きく変わります．

　例としてレーザーメスなどに利用される CW CO_2レーザーについて考えてみましょう．レーザーの放射パワーが 10 W，ビーム直径が 10 mm とします．いまビームを直径 0.5 mm に集光して生体組織に照射したとすると，放射照度は約 5 kW/cm^2 となり切開に適した値となります．一方，ビームを集光せずにビーム径 10 mm のままで照射したとすると，放射照度は約 12.5 W/cm^2 となり，切開はできず表面凝固が起きる程度の値となります．これは極端な例ですが，適切なビーム径で照射しないと所望の作用が得られないばかりか，重大な副作用を招くおそれもありますので注意してください．

　ところで，レーザーのビーム径はどのように定義するのでしょうか？　図17にさまざまな放射パワー（ないしエネルギー）分布のビームを示しました．図17a に示したような完全にフラットトップの場合は自明ですが，このようなレーザーはまず実在しません．図17b に示したように強度分布がガウス関数で表されるビームをガウシアンビームなどといい，放射照度が中心の $1/e^2$（e は自然対数の底で 2.718…，$1/e^2 \cong$ 13.5%）となる幅が多く用いられます[6]．しかし治療用レーザーで正確なガウシアンビームが得られるものは一般的でありません．光ファイバー（マルチモードファイバー）で伝送されたビームは山形の分布を示しますが，ガウシアンビームにはならないのが普通です．図

---

[6] JIS では $1/e$（約 36.8%）と定義されているので注意が必要．

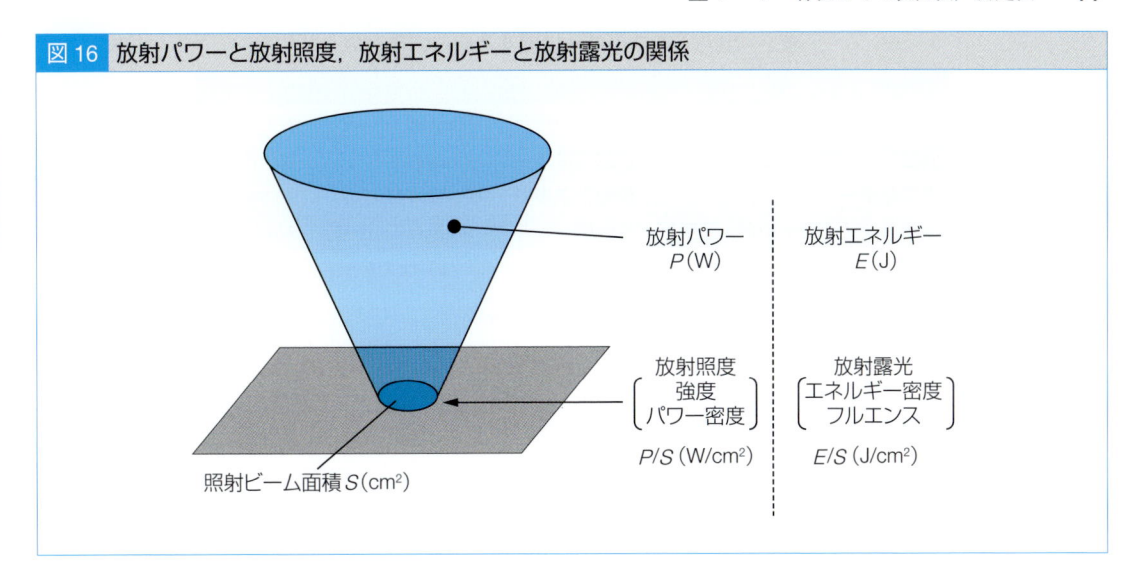

| 図 16 | 放射パワーと放射照度，放射エネルギーと放射露光の関係 |

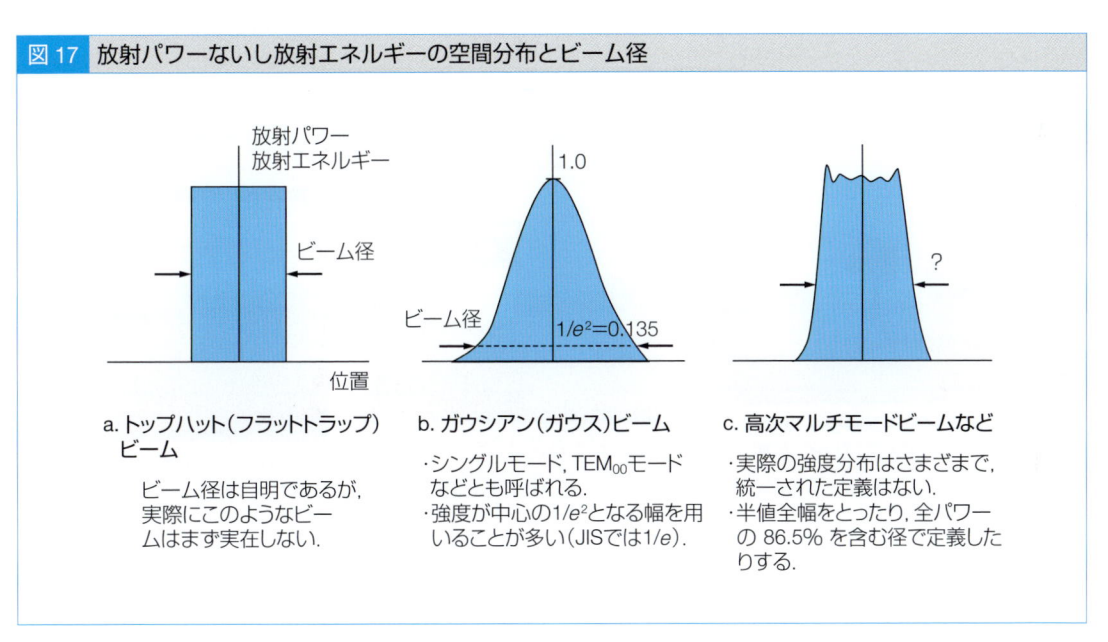

| 図 17 | 放射パワーないし放射エネルギーの空間分布とビーム径 |

a. トップハット（フラットトラップ）ビーム

ビーム径は自明であるが，実際にこのようなビームはまず実在しない．

b. ガウシアン（ガウス）ビーム

・シングルモード，TEM$_{00}$モードなどとも呼ばれる．
・強度が中心の$1/e^2$となる幅を用いることが多い（JISでは$1/e$）．

c. 高次マルチモードビームなど

・実際の強度分布はさまざまで，統一された定義はない．
・半値全幅をとったり，全パワーの 86.5% を含む径で定義したりする．

17c に例示したようなガウシアンでない照度分布を示すビームのビーム径を定義する一般的な決まりはなく，使用するレーザー装置でどのような定義がなされているか確認が必要です．パルスレーザーの場合は，図の縦軸を放射エネルギーとして同様にビーム径が定義されます．

E. 単位のまとめ

　　ここまでレーザーの特性を表現するのにさまざまな単位を用いてきましたが，これらを**表2**にまとめました．JIS 単位名称を用いることが推奨されますが，医学分野ではあまり使われていないのが実状です．慣用名称も学術的に誤っているわけではなく使用可

表 2　出力，エネルギーに関する単位のまとめ

単位名称（慣用）	単位名称（JIS）		単位
出力，パワー	放射パワー	Raidiant Power	W＝J/s
強度[*1]，パワー密度[*2]	放射照度	Irradiance	W/m^2　[*3]
エネルギー	放射エネルギー	Radiant Energy	J＝W・s
フルエンス，エネルギー密度[*2]	放射露光	Radiant Exposure	J/m^2　[*3]

[*1] 単位立体角当たりの出力をいうことがある（$W \cdot sr^{-1}$）．（sr）はステラジアン．
[*2] 面密度でなく体積密度をいうこともある（W/m^3），（J/m^3）．
[*3] 実用上は（cm）を使うことが多い（W/cm^2），（J/cm^2）．

図18　レーザービームの測定・評価

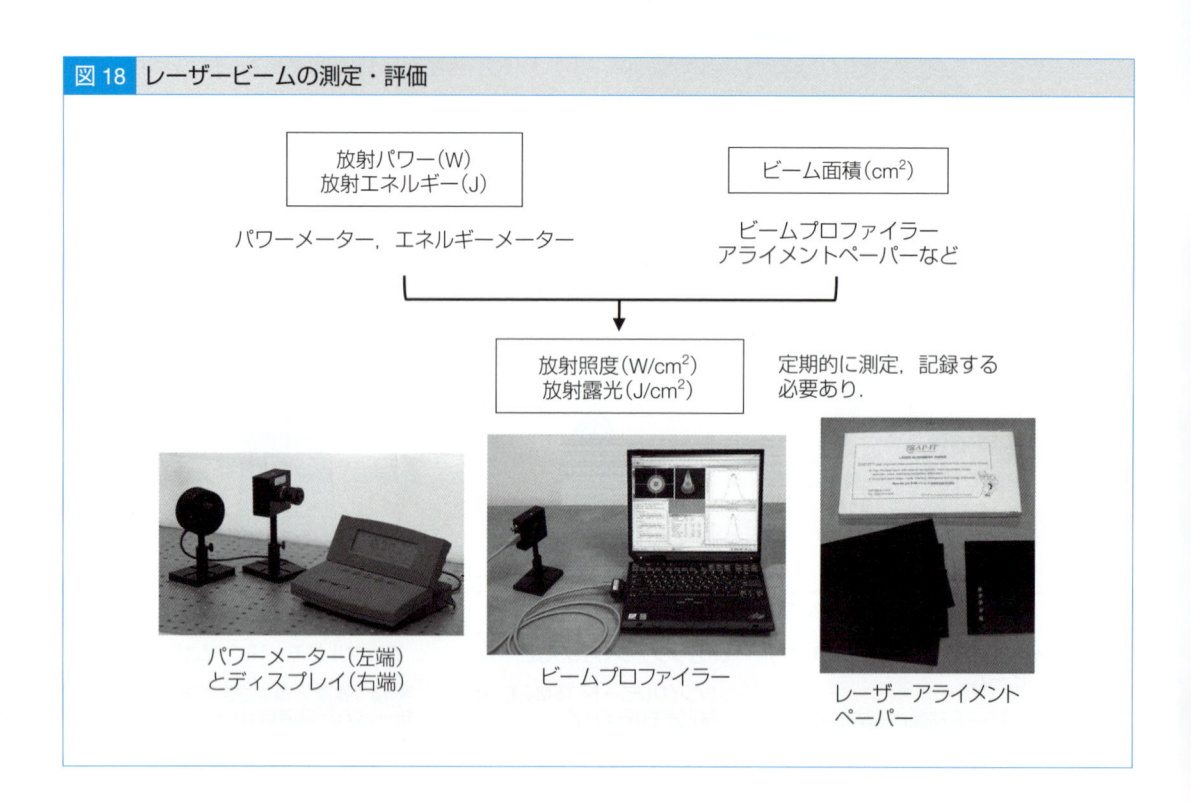

放射パワー(W)
放射エネルギー(J)

ビーム面積(cm^2)

パワーメーター，エネルギーメーター

ビームプロファイラー
アライメントペーパーなど

放射照度(W/cm^2)
放射露光(J/cm^2)

定期的に測定，記録する
必要あり．

パワーメーター(左端)
とディスプレイ(右端)

ビームプロファイラー

レーザーアライメント
ペーパー

ですが，いくつか注意点があります．まず「出力」という言葉ですが，ここで単位として用いる仕事率，電力（英語では power）の意味のほかに，単に「外部へ出すこと」の意味でも用いられます（英語では output）．後者の意味で用いられる例として，コンピューターの出力，出力エネルギー（output energy）などがあげられます．出力エネルギーを power energy と考えてしまうと意味が通じません．すなわち日本語の「出力」は power と output の両方の意味で用いられるために紛らわしく，単位名称として用いるときは「パワー」を使ったほうが明確です．その他の注意事項を表の欄外に示しましたので必ず目を通してください．医用レーザーのカタログや仕様書では，単位が間違って使用されている例が少なくないので注意を要します．単位の物理的意味をよく理解してください．

F．レーザービームの日常点検

　図18にレーザー装置の安全かつ有効な利用に必要な日常点検のフロー図を示します．レーザーの放射パワーないし放射エネルギーは，共振器ミラー，伝送用ミラー，光ファイバーの劣化や損傷，共振器の光軸のずれ，レーザー媒質の消耗などにより低下することがあります．また励起系に異常を生じた場合は，出力が所定の値より高くなる可能性もあります．装置の指示値が狂う可能性もあり，安全かつ有効な治療を行うためには，日常的な放射パワー，放射エネルギーの点検が不可欠です．これらの測定には市販されているレーザー用パワーメーター，エネルギーメーターを用います（左写真）．これらのメーターは受光面にレーザービームを入射させて計測しますが，正しく入射させないと正確な測定ができません．またこれらのメーター自体も受光面の劣化や指示値のズレを生じる可能性があるので，定期的な点検，キャリブレーションが必要です．

　また前述したように，レーザービームの大きさ，放射照度ないし放射露光分布（ビームプロファイル）の変化は生体に対する作用に大きな影響を及ぼすため，これらについても日常的な点検が必要です．ビームプロファイルの測定には専用の装置（中央写真）を用いることが理想的ですが，高価であるため常備しにくいと思います．その場合は，専用のシート（右写真）や感熱紙，プラスチック板などを用いてビームパターンを取得することが有効です．ただしこの場合，微粒子やガスの発生に注意してください．

═══ 演習問題 ═══

1. 光について**誤っている**のはどれか.
   (1) 電磁波の一種である.
   (2) 波長と周波数は反比例の関係にある.
   (3) 光子のエネルギーは波長に比例する.
   (4) 可視光の波長帯域はおおよそ 400〜780 nm である.
   (5) 空気中の光速はガラス中の光速より速い.

2. 媒質Ⅰと媒質Ⅱが平面（境界面）で接している. 媒質Ⅰを伝搬する光が媒質Ⅱに入射するとき**誤っている**のはどれか.
   (1) 媒質Ⅰが空気, 媒質Ⅱがガラスのとき, 屈折角は入射角より小さい.
   (2) 媒質Ⅰが空気, 媒質Ⅱがガラスのとき, 入射光の一部は境界面で反射する.
   (3) 媒質Ⅰが水, 媒質Ⅱが空気のとき, 屈折角は入射角より大きい.
   (4) 媒質Ⅰがガラス, 媒質Ⅱが水のとき, 屈折角は入射角より小さい.
   (5) 媒質Ⅰがガラス, 媒質Ⅱが水のとき, 入射角により境界面で全反射が起きる.

3. レーザーについて**誤っている**のはどれか.
   (1) レーザー媒質中の分子やイオンなどの粒子が光を放出する.
   (2) レーザー媒質を励起して, エネルギー準位の高い粒子数を増やす.
   (3) 粒子が光子の刺激により光子を吸収することにより光を増幅する.
   (4) 対向させた一対の鏡を用いて光の定在波を発生させる.
   (5) レーザー光は可干渉性がある.

4. レーザービームの伝搬（伝播）と集光について**誤っている**のはどれか.
   (1) ビームは回折によりわずかに拡がりながら伝搬する.
   (2) ビームの拡がり角は, ビーム径が同じであれば波長の長いほうが小さい.
   (3) ビームの拡がり角は, 波長が同じであればビーム径の大きいほうが小さい.
   (4) ビームを凸レンズで集光するとき, 拡がり角が小さいほうが小さく集光できる
   (5) 同じビームを凸レンズで集光するとき, レンズの焦点距離が短いほうが小さく集光できる.

5. 図のようなパルスレーザー列がある. 平均パワーは何 W（ワット）か.
   (1) 0.025
   (2) 0.25
   (3) 2.5
   (4) 25
   (5) 250

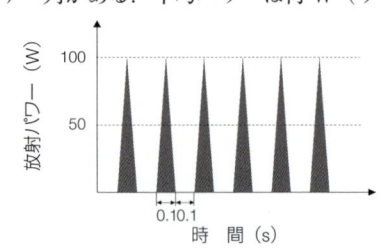

（正解と解説は p.121 参照）

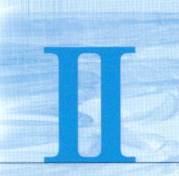

II 医用レーザーの基礎

　1960年のルビーレーザーの発振成功[1]に続いて数年後には，あざ治療，網膜凝固治療などのレーザーの医療応用が始められました．その後，気体レーザー，固体レーザー，半導体レーザーなどの各種医療用レーザーが開発され，現在では治療分野に欠かせないものになっています．レーザーの開発とともに1970年代後半に光通信分野でガラス光ファイバーが開発されると，ただちに医療用光ファイバーとしても用いられるようになり，さらにイメージファイバー内蔵の内視鏡が作られました．

　本章では医用レーザーの基礎として，まず第1節でレーザー生体作用の基礎について述べ，次に第2節で眼科，外科，皮膚科，形成外科，歯科などに利用される各種医用レーザーについて説明します．第3節では，レーザー治療の分野で必要不可欠である医用光ファイバーについて解説します．

1 レーザー生体作用の基礎

　生体組織に入射した光（レーザー）は，吸収と散乱により深さ方向に指数関数的に減衰します（ランベルト・ベールの法則）．放射照度が組織表面における値の $1/e$（約37%）に減衰する深さを光深達長（光侵達長）といい，治療できる深さの目安になります．また，散乱により一部の光が外部に戻ってくることがあり，これを拡散反射光といいます．生体組織中の主な吸収体はヘモグロビン，水，メラニン，タンパク質・核酸で，これらがどのような吸収スペクトルを示すか学んでください．吸収された光は，組織に光熱的，光音響的・機械的，光化学的などさまざまな作用を及ぼします．これらの作用がどのように治療に応用されているかについて解説します．

　生体に光を照射すると，生体内での吸収と散乱により光は指数関数的に減衰します．これを定式化したものをランベルト・ベールの法則といい，吸収係数と散乱係数によって，組織内での光の“振る舞い”が決定づけられます．また，生体内では散乱により一部の光が戻ってくる拡散反射という現象も起こります．

　生体中の主な光吸収体として，ヘモグロビン，水，メラニン，タンパク質・核酸があります．ヘモグロビンは可視域の，水は赤外域の主要な光吸収体で，メラニンは可視域〜紫外域にかけて光吸収が増大し，タンパク質・核酸は紫外域における主要な吸収体

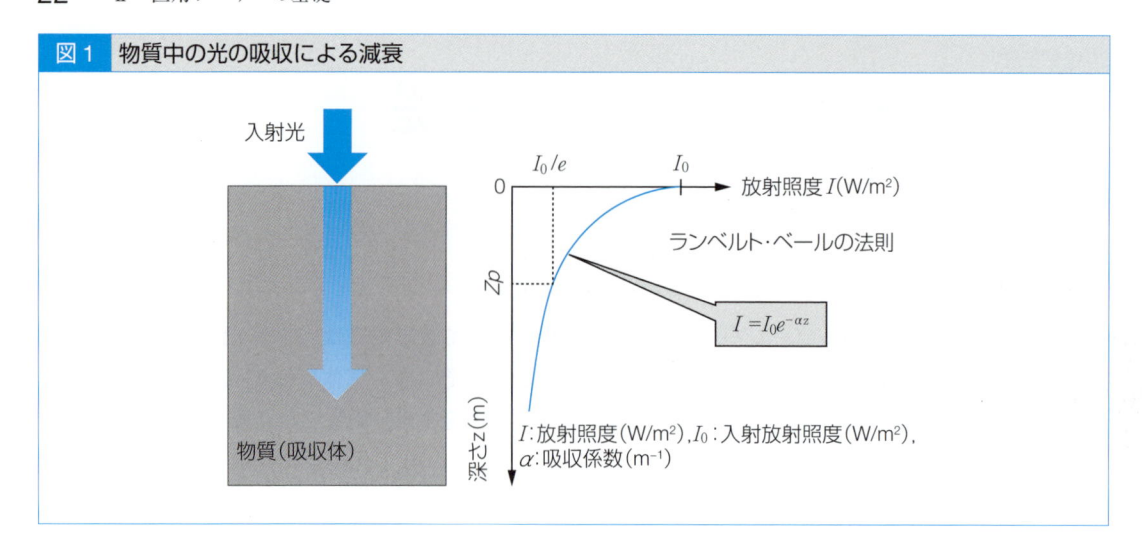

図1　物質中の光の吸収による減衰

です．ヘモグロビンの吸収スペクトルは，**酸素化ヘモグロビン**と**脱酸素化ヘモグロビン**で大きく異なり，とくに赤色域〜近赤外域において大きな差を示します（図6）．

　　レーザーを照射することによって，**光熱的作用**，**光音響的・機械的作用**，**光化学的作用**などが起こります．これらの作用により，凝固，切開，蒸散，血管吻合などの熱的な治療や，結石破砕などの機械的治療，光化学的な反応を利用した光線力学治療（PDT）が行われています．

A.　光の吸収と散乱による減衰

　　生体組織中の光の分布は吸収と散乱により特徴づけられます．まずは，吸収についてみてみましょう．物質（吸収体）中で，光の放射照度は深さ z（m）の方向に指数関数的に減衰します．これを**ランベルト・ベールの法則**[2]といいます．I（W/m^2）を放射照度，I_0（W/m^2）を入射放射照度，α（m^{-1}）を吸収係数とすると，この法則は次式で表されます（図1）．

$$I = I_0 e^{-\alpha z} \tag{Ⅱ.1}$$

　　これより，吸収係数 α が大きいほど，物質内で放射照度は急速に減少し，光は深部まで到達しにくくなります．ここで，放射照度が，組織表面における放射照度 I_0 の $1/e$（≒37%）に減衰する深さ z_p を**光深達長**（**光侵達長**）といいます．光深達長は，光の組織への作用を考える場合の非常に重要な指標です．ここでは吸収のみによる減衰を考えていますが，散乱による減衰を含む場合も同様にこの指標を用います．この場合の散乱係数を β とすると（Ⅱ.1）式は以下のようになります．

$$I = I_0 e^{-(\alpha + \beta) z} \tag{Ⅱ.2}$$

B.　もう一つの反射：拡散反射

　　次にもう一つの反射について考えたいと思います．生体組織の表面では前に説明した

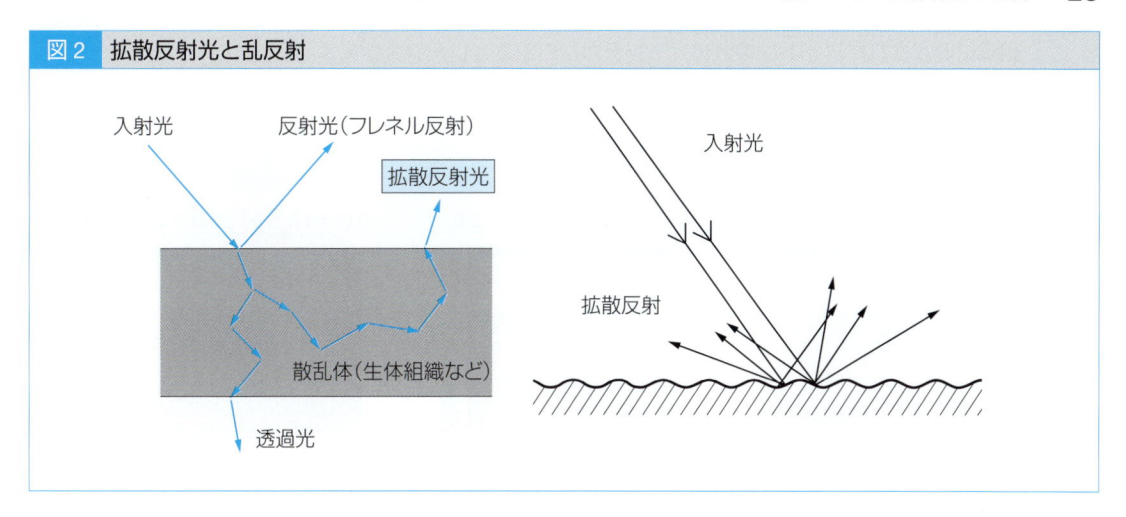

図2　拡散反射光と乱反射

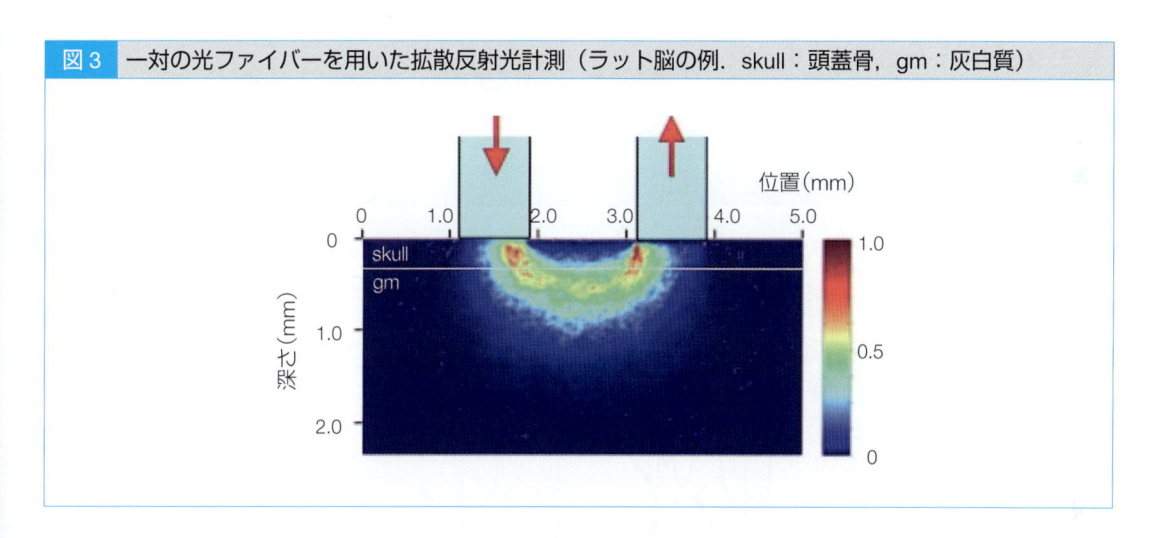

図3　一対の光ファイバーを用いた拡散反射光計測（ラット脳の例. skull：頭蓋骨, gm：灰白質）

フレネル反射が起きますが（I章図5b 参照），図2に示したように，散乱による拡散反射も起きます．これは生体組織などの散乱体に光が入射した場合に，散乱により一部の光が戻ってくる現象のことです．入射光が強い場合，これらの拡散反射光に対しても目などを保護する対策が必要です（IV章で詳述）．一方で，拡散反射光は組織の吸収および散乱に関する情報を含有しているため，イメージングや診断において重要な役割を果たします．なお医学分野以外では，荒い表面での乱反射を拡散反射と呼ぶことが一般的です（図2右）．

　図3は一対の光ファイバーを用いた拡散反射光計測のモンテカルロシミュレーションの計算結果例です．片方の光ファイバーより光を入射すると，他方のファイバーより拡散反射光を受信することができ，組織の計測や診断に応用することができます．

　生体組織中の光の伝搬（光子の分布）は，この吸収と散乱によって特徴づけられます．図4のように，同じパワー（ないしエネルギー）のレーザーを照射した場合でも，組織の吸収係数および散乱係数により，光子の分布は大きく変化します．（A）と（B）は，吸収係数が（A）のほうが大きく散乱係数が同じ場合であり，吸収係数が大きいと浅部

図4　組織に吸収されたフォトンの分布（モンテカルロシミュレーションによる）

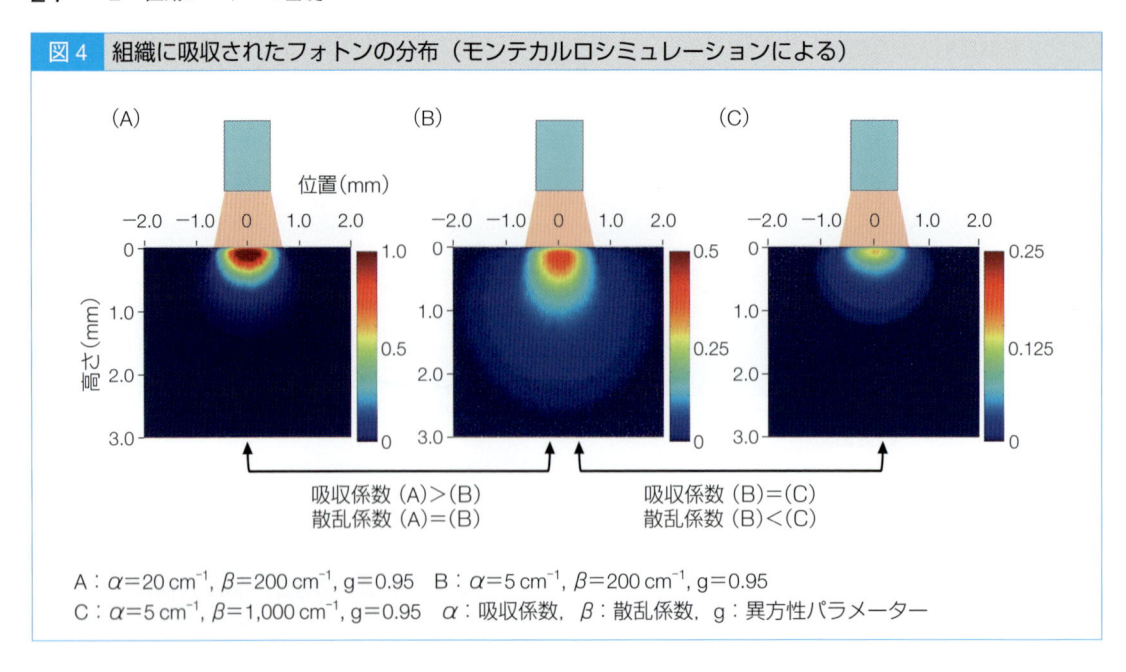

吸収係数（A）＞（B）
散乱係数（A）＝（B）

吸収係数（B）＝（C）
散乱係数（B）＜（C）

A：α＝20 cm^{-1}, β＝200 cm^{-1}, g＝0.95　　B：α＝5 cm^{-1}, β＝200 cm^{-1}, g＝0.95
C：α＝5 cm^{-1}, β＝1,000 cm^{-1}, g＝0.95　　α：吸収係数，β：散乱係数，g：異方性パラメーター

図5　生体の主な光吸収体と吸収スペクトル

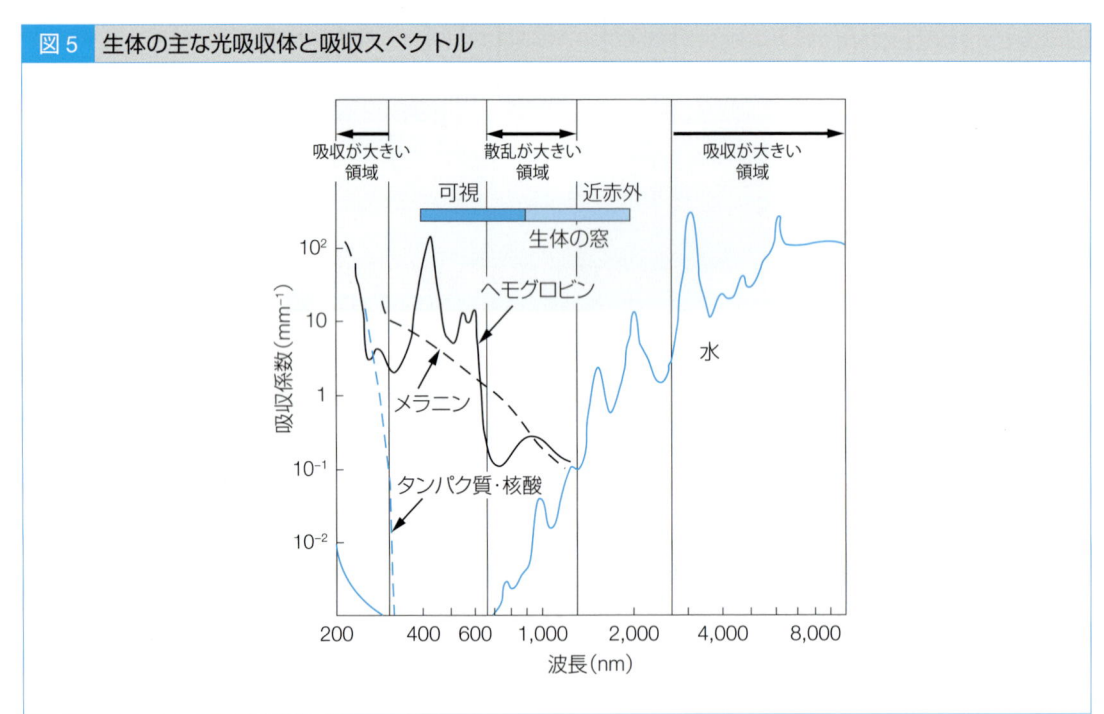

に光子が集中します．（B）と（C）は，吸収係数が同じで散乱係数が（C）のほうが大きい場合であり，散乱係数が非常に大きいと拡散反射が強くなり，深部に光子が到達しにくくなります．このような組織の吸収・散乱特性は，組織の種類が変わればもちろん変わりますし，同じ組織でも波長が変われば変わります．

図6　ヘモグロビンの吸収スペクトル（文献3，一部改変）

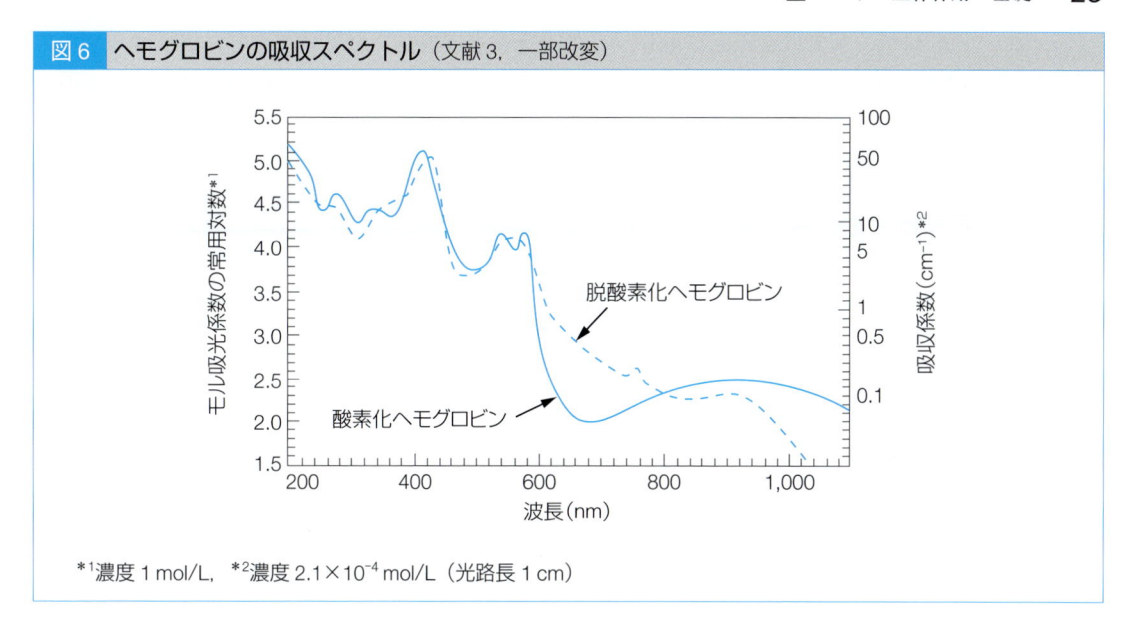

*1濃度 1 mol/L，　*2濃度 2.1×10⁻⁴ mol/L（光路長 1 cm）

図7　生体におけるレーザー誘起作用の分類

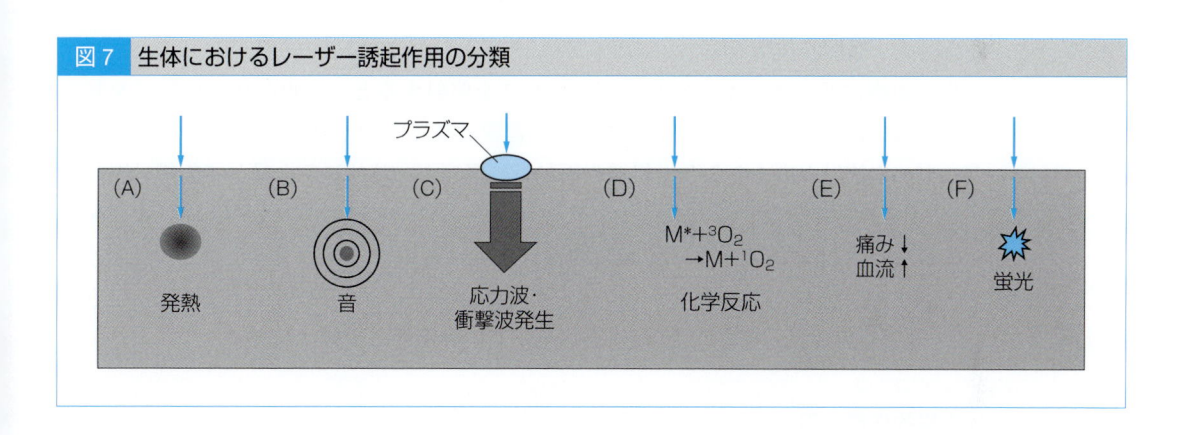

C. 生体の主な光吸収体と吸収スペクトル

　次に組織の吸収が波長によってどのように変わるかをみたいと思います．**図5**は，生体中の主な光吸収体の吸収スペクトルを示したものです．代表的な吸収体として，ヘモグロビン，水，メラニン，タンパク質・核酸があります．ヘモグロビンは可視域の主要な光吸収体です（後述するように，酸素化ヘモグロビンと脱酸素化ヘモグロビンで異なります）．人体の体重の約60～70%を占める水は赤外域の主要な光吸収体です．メラニンは可視域～紫外域にかけて光吸収が増大し，タンパク質・核酸は紫外域において波長が短くなるに従って急増します．生体組織を総合的にみると，近赤外域においては，いずれの光吸収も小さいことがわかります．この波長域は光の深達長が大きく"生体の窓"と呼ばれています．

　ここで，ヘモグロビンの吸収スペクトルは，酸素化されているか脱酸素化されているかで異なり，とくに赤色～近赤外領域で差が大きくなっています（**図6**）[3]．ただし805

nm 付近で両者は交差しており，このような点（波長）を等吸収点といいます．パルスオキシメーターは，酸素化ヘモグロビンと脱酸素化ヘモグロビンの吸収スペクトルの違いを利用して動脈血酸素飽和度を計測します．

D. 光が吸収されて何が起こるか？

　レーザー照射によって生体に誘起される現象として，光熱的作用，光音響的・機械的作用，光化学的作用，蛍光発生などがあります（図7）．

1. 光熱的作用[4]（図7A）

　光が生体組織に吸収されると，多くの場合，生体内では光は散乱を伴いながら吸収を受けるので，レーザー光照射部付近は加熱されます．加熱された生体の温度が 60〜65℃を超えるとタンパク質が凝固を始め，100℃以上では水分が蒸散（気化）し，さらに温度が上昇すると炭化する場合があります．このような熱作用はヘモグロビンや水の吸収が大きい可視域〜赤外域のレーザー光照射において重要になります．

2. 光音響的・機械的作用（図7B，C）

　生体組織に低エネルギーのレーザーパルスを照射すると，光吸収体が熱膨張を起こし，それに伴って音響波が発生します（光音響効果）．一方，レーザーパルスのエネルギーが一定値以上高くなると，組織表面付近の温度が一時的に急上昇して組織は瞬時に剥離噴出し，この現象をアブレーションといいます[5]．これによって，表面付近に発生する高い圧力は衝撃波となって物質内部に伝搬することがあります[6]．この衝撃波によって物質内部に機械的な歪を生じさせ，物質を破壊することが可能です．このようなレーザーパルスにより誘起された衝撃波は結石破砕などに利用されます．

3. 光化学的作用（図7D）

　後述する癌組織に親和性のある光感受性物質（光増感剤）を癌細胞に集積させ，この光感受性物質の吸収スペクトルに合う波長のレーザー（赤色レーザーを使うことが多い）を照射すると，殺細胞効果を有する活性酸素が発生し，癌治療に利用されます．これは光線力学治療（PDT）[7]と呼ばれ，詳しくはⅢ章6で述べます．

4. 低レベルレーザー治療（LLLT）[8]（図7E）

　特定の波長領域の低出力のレーザーを照射すると，生体組織が活性化され，痛みや炎症を和らげる作用が得られる場合があります．詳しくはⅢ章7で述べます．

5. 蛍光発生（図7F）

　ある特定の波長のレーザー光を生体組織に照射したとき，組織を構成する分子が電子的に励起され蛍光を発生することがあります．たとえば，カルシウムを多く含む骨，歯牙，あるいは硬化した血管壁に波長 $0.45\,\mu m$ のレーザー光を照射すると，$0.48〜0.63\,\mu m$ 帯の蛍光が発生します．蛍光は組織の診断に用いられることがあります．

2 各種医用レーザー

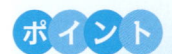

　Ⅰ章でレーザーを発生させるためにはレーザー媒質，励起装置，光共振器が必要であることを学びました．ここではまず一般的なレーザー装置の構成について学びます．上記の基本構成のほか，出力の高いレーザーでは冷却機能が，また不可視レーザーにはガイド光が必要です．次に代表的な医用レーザーとして，おおむね波長の長いほうから順に CO_2 レーザー，Er:YAG レーザー，Ho:YAG レーザー，Nd:YAG レーザー，半導体レーザー，アレキサンドライトレーザー，半導体励起固体レーザー，色素レーザー，ArF エキシマレーザー等について解説します．固体レーザーでは高ピークパワーの出力を得るために Q スイッチという手法が使われることがあり，その原理について理解してください．また，最近普及が進んでいる発光ダイオード (LED) についても解説します．白色 LED の光には青色光が含まれ，その網膜への影響が指摘されています．

A. 各種医用レーザーの特性と適用

　照射したレーザーの生体に対する作用は，レーザーの波長，発振形態，出力などの諸条件や，生体組織の物性値により決まります．とくに，レーザーの波長の違いにより光吸収体が異なってくるため，治療対象とする光吸収体により，紫外〜赤外領域までのさまざまな波長の医用レーザー（レーザー治療装置）が用いられています．これら医用レーザーには，汎用的に各種外科手術に用いられるもの（CO_2レーザー手術装置，Nd:YAG レーザー手術装置など）と，特定の治療に用いられるもの（ArF エキシマレーザー角膜切除術用装置，Ho:YAG レーザー尿路結石破砕用装置など）があります．**表1**に，現在使用されている主な医用レーザーの諸特性とその適用をまとめました．

　レーザーは波長（紫外，可視，赤外など），媒質（気体，固体，液体，半導体など），励起法，発振形態など，さまざまな観点より分類されます．媒質に関しては，最近では，固体レーザー，半導体レーザーが増えてきています．

B. 一般的な医用レーザー装置の構成

　一般的な医用レーザーの構成を**図8**に示しました．Ⅰ章2 Bで述べたように，レーザー発振には，レーザー媒質，光（レーザー）共振器，励起装置が必要となります．出力されるレーザーパワー（エネルギー）が大きくなるほど，励起に大きな電力（エネルギー）が必要となります．励起に必要な電力に対するレーザーパワーの比（電気変換効率）は数％〜10 数％であり，残りの電力の大半は熱となるため，冷却機能（水冷，空冷など）が必要となります．また紫外，赤外などの目にみえないレーザーの場合は，ガイド光として 1 mW 程度の可視低出力レーザー（赤色半導体レーザーなど）が用いられます．**図8**に示したレーザー伝送路は光ファイバーをイメージしていますが，光ファイ

表1 主な医用レーザー装置の特性[9, 11, 12)]

レーザー種類	媒質	波長	発振方式 パルス	発振方式 連続	励起方法	照射形態	石英ファイバー伝送可否	主な適用
ArF エキシマ	気体	193 nm	○		PD	非接触	× ミラー導光	角膜切除術（PTK），角膜形成術（PRK）
Ar（イオン）	気体	514.5 nm		○	D	非接触	○	網膜凝固
Nd：YAG 第2高調波	固体	532 nm	○	○	FL LD	非接触	○	眼科（網膜剥離，虹彩切除術，線維柱帯形成術），あざ治療
色素（Dye）	液体	585〜630 nm 各種	○	○	FL XeCl	非接触	○	PDT，あざ治療
He-Ne	気体	633 nm		○		非接触	○	疼痛緩和，ガイド光
ルビー	固体	694 nm	○ Qスイッチ		FL	非接触	○	あざ治療
アレキサンドライト	固体	755 nm	○ Qスイッチ		FL	非接触	○	色素性皮膚疾患治療，脱毛
LD（AlGaInP 系）	半導体	630〜680 nm 各種	○	○	C	非接触	○	PDT，低レベルレーザー治療，ガイド光
LD（AlGaAs 系）		800〜900 nm 各種				接触	○	鏡視下手術，低レベルレーザー治療
Nd：YAG	固体	1,064 nm	○	○	FL AL	非接触 接触	○	凝固，止血，小切開（接触），鏡視下癌治療
Ho：YAG	固体	2.10 μm	○		FL	非接触 接触	○	硬組織切開，鏡視下手術，副鼻腔手術，尿路結石破砕，前立腺肥大症治療
Er：YAG	固体	2.94 μm	○		FL	非接触 接触	× 中空導波路*	歯科治療（う蝕除去，色素沈着除去，歯肉切開・切除，歯石除去）
CO₂	気体	10.6 μm	○	○	D PD	非接触	× 多関節マニピュレータ	切開，腫瘍蒸散，皮膚疾患，歯科治療（歯周病治療，歯肉炎・口内炎凝固，腫瘤切除）

励起方法（略記号）　PD：パルス放電，FL：フラッシュランプ，XeCl：XeCl エキシマレーザー，C：電流，AL：アークランプ，D：連続放電，LD：半導体，SHG：非線形光学結晶による第2高調波発生
*中空導波路の先端にファイバーチップを装着して使用することが多い.

図8 医用レーザー装置の一般的構成

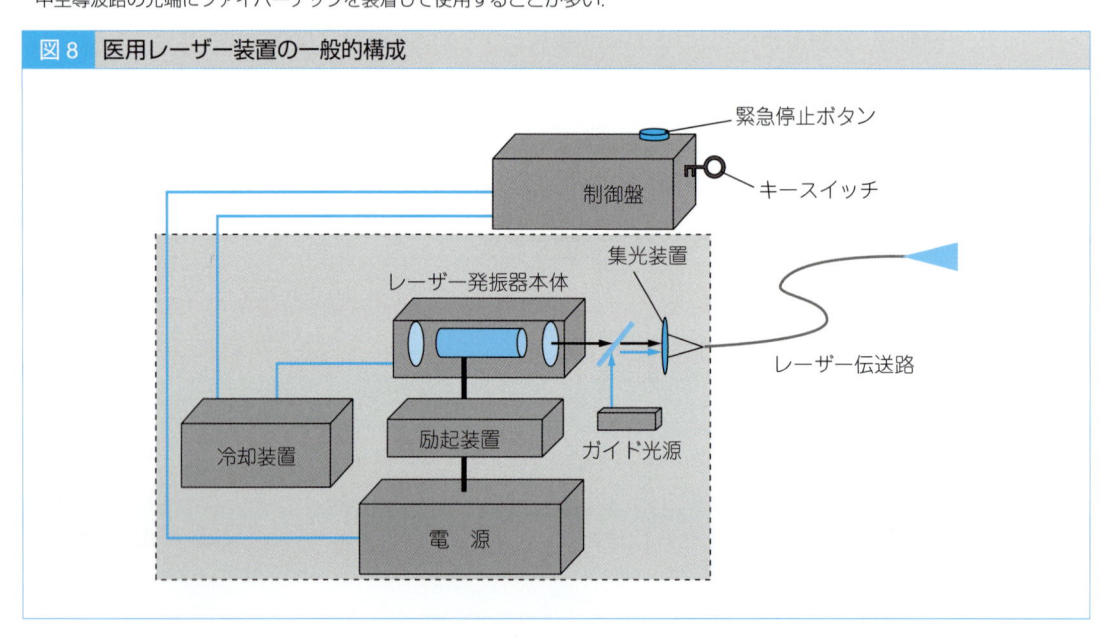

図9 CO₂レーザー装置の構成と装置例

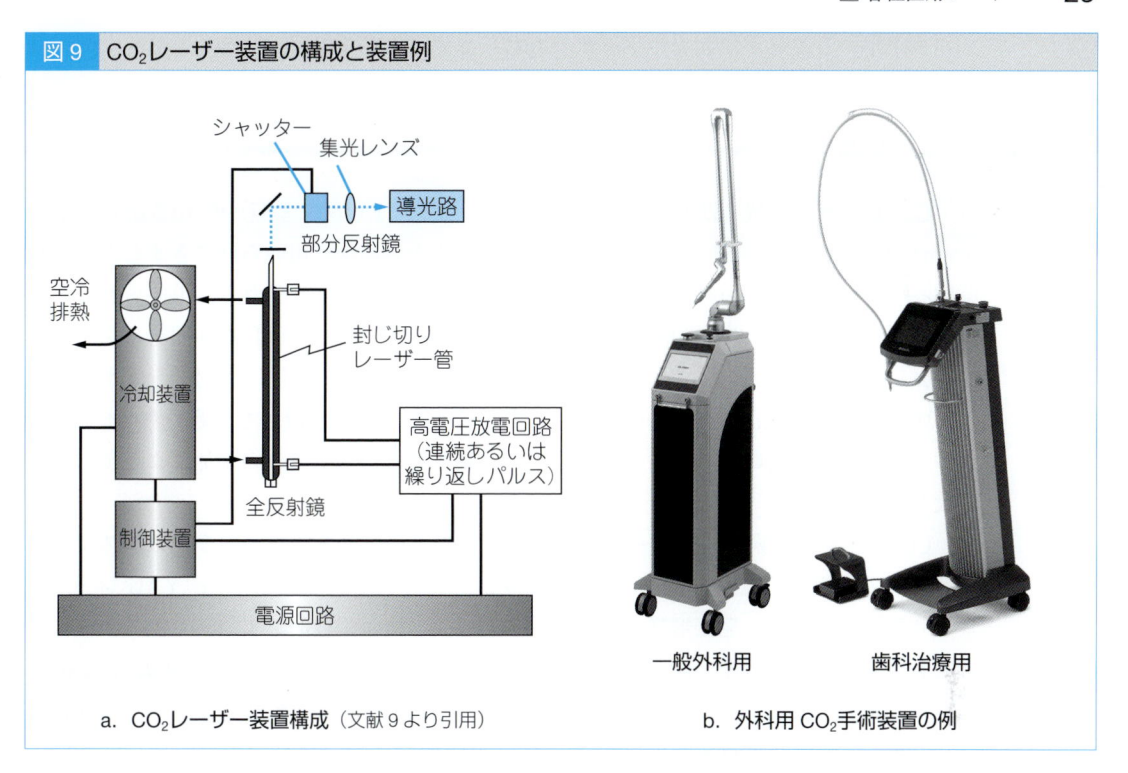

a. CO₂レーザー装置構成（文献9より引用）　　　b. 外科用 CO₂手術装置の例

図10 CO₂レーザー装置（皮膚疾患治療, 美容形成用）の例

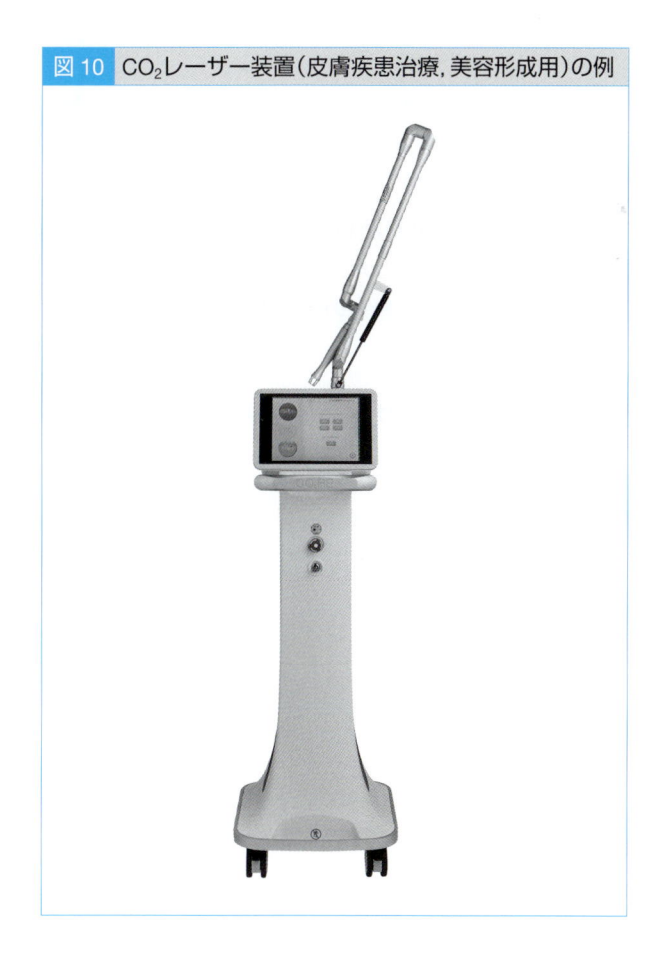

バーを用いることができないレーザーもあります（本章③参照）.

C. CO₂レーザー装置

　CO₂レーザー装置（以下 CO₂レーザー）は，IR-C（Ⅰ章図2参照）の 10.6 μm（10,600 nm）の波長をもつ気体（ガス）レーザーで，古くから臨床に用いられてきました. 通称「レーザーメス」と呼ばれる代表的なレーザーで，切開や蒸散を中心に用いられています. 図9に CO₂レーザーの構造と装置例を示しました. 発振原理は，CO₂混合ガス（CO₂, N₂, He など）に放電をかけ，電子衝突により CO₂分子を上準位に励起し，下準位に遷移する際に 10.6 μm の赤外光を発振します. 電子衝突では N₂分子も励起され，そのエネルギーが分子同士の衝突により CO₂分子に移乗するため，N₂ガスの添加により出力が増大します.

　CO₂レーザー手術では，レーザーエネルギーの吸収による熱凝固層が電気メスよりも薄いので，創傷治癒が早いとされています. 一方，止血能は後述の Nd:YAG レーザーより低くなります. 発振形態としては CW（連続波）が一般的ですが，これにパルス出力を重畳させたものや，繰り返しパルスを出力するタイプなどがあり（図9b），CW よりも周囲熱損傷が少ない精密な切開を可能とされています. 本章③で述べるように，10.6 μm の波長では石英ガラスファイバーが使用できないため，従来から，全反射ミラーを利用した多関節ミラー（多関節式マニピュレータ）が使用されてきました. 最近フレキシブルな赤外レーザー光伝送用中空ファイバー（中空導波路）が実用化したことによって，一般外科手術での切開・凝固のみならず，口腔・鼻腔などの狭い術野や，内視鏡下治療に適用が拡がってきました. また，あざなどの皮膚疾患や，美容形成の分野でも用いられています（図10）.

　装置面では，ガス供給・排気系が必要ない封じ切りレーザー管が主流となり（図9a），保守の手間が大幅に軽減されました. ガスの寿命は使用状況で異なりますが，2,000 時間程度の装置もあります. 小型可搬型の装置が一般的になっています.

D. Er:YAG（エルビウム・ヤグ）レーザー装置

　Er:YAG レーザー装置は IR-B の 2.94 μm の波長をもつ固体レーザーで（図11），3価のエルビウムイオン（Er^{3+}）を，イットリウム（Y）とアルミニウム（Al）がガーネット構造をした母材結晶酸化物（YAG）中にドーピングした固体ロッド（直径数 mm～10 mm，長さ 10～20 cm 程度）を媒質として用いています（後述の Nd:YAG，Ho:YAG レーザーはそれぞれ Nd^{3+}，Ho^{3+} を YAG にドーピング）. ランプで励起しますが，近年では，半導体レーザー（LD：Laser Diode）で励起するタイプもあります. レーザー光の伝送については CO₂レーザーと同じく，石英ガラスファイバーでは伝送効率が悪いため，中空導波路などが用いられています.

　Er:YAG レーザー光は，生体組織の主成分である水による吸収が CO₂レーザーと比較して約 20 倍大きいために光深達長が小さく，精密な蒸散手術が可能です. わが国では，歯科・口腔外科領域の治療用装置として使用されており（Ⅲ章②参照），う蝕（むし歯）象

図11	Er：YAG レーザー装置（歯科用）の例

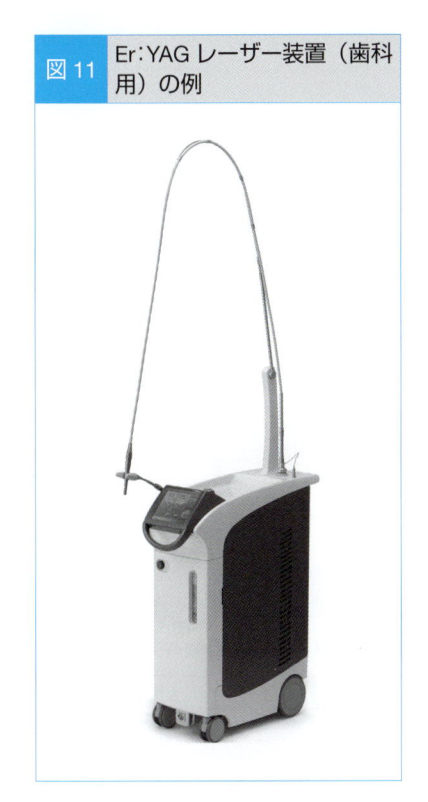

図12	Ho：YAG レーザー装置の例

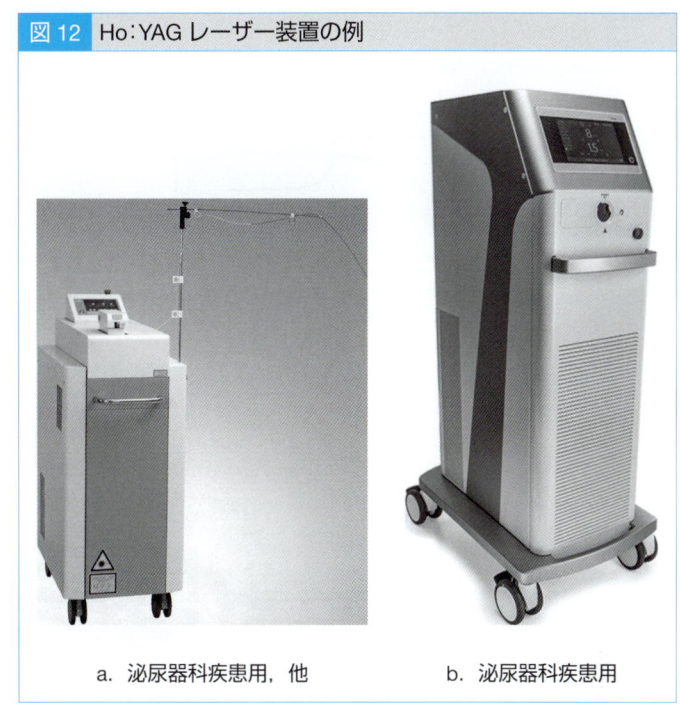

a. 泌尿器科疾患用，他　　　　　　b. 泌尿器科疾患用

図13	Nd：YAG レーザー装置（色素性疾患用）の例

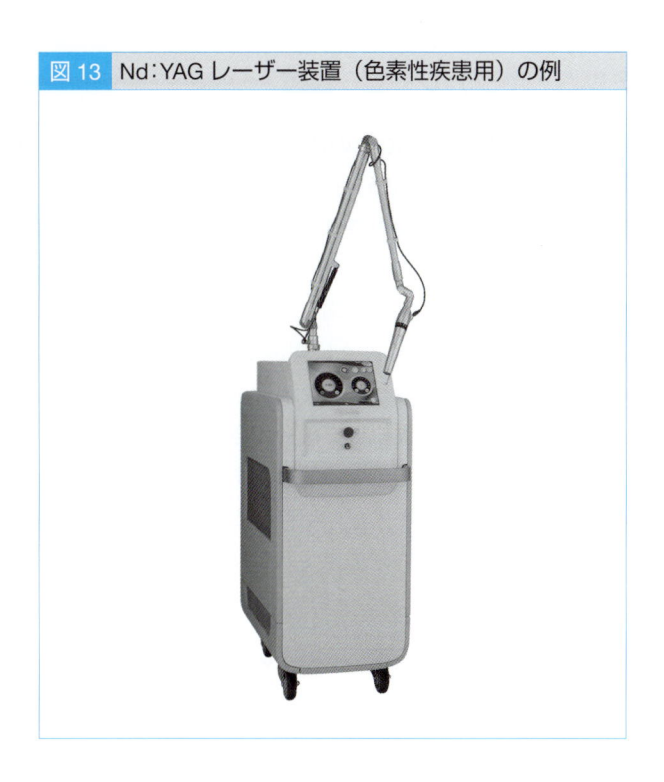

図14 Nd：YAG レーザー装置の一般的構成（文献 9：図 29-5 を一部改変）

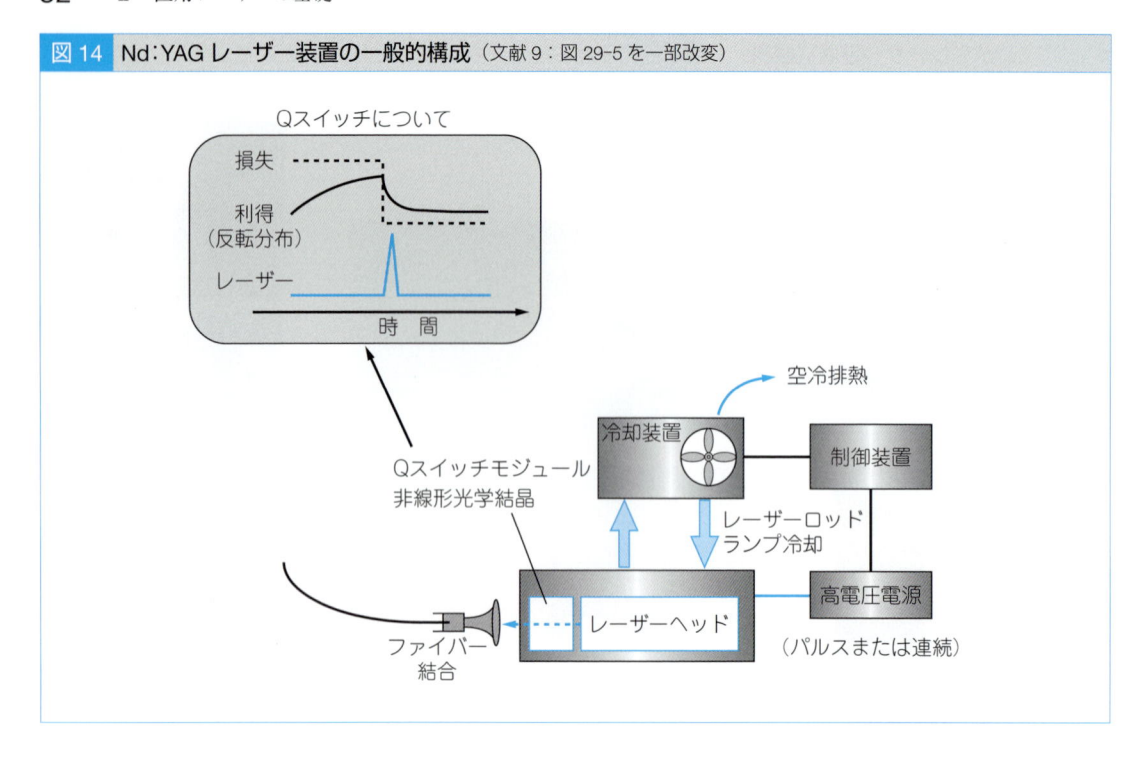

牙質の部分だけを取り除き健全な部分を多く残すことができる利点があります．水による吸収が非常に大きいことを活かし，脳組織などほかの組織への応用も期待されています．

E．Ho：YAG（ホルミウム・ヤグ）レーザー装置

　　Ho：YAG レーザー装置は，IR-B の波長 2.1 μm のレーザーで（**図 12**），水による吸収係数が約 20 cm^{-1}（光深達長 ≒ 0.5 mm）で，Nd：YAG レーザーよりも 1 桁以上大きいことから切開用レーザーとして使用されています．波長 2.1 μm は石英ガラスにより伝送可能であるため，伝送路に石英ファイバーが用いられています．Ho：YAG レーザー光を水や組織へ照射すると，ファイバー先端に水蒸気の気泡が生成されるという特徴があり，この気泡による力で組織を裂くように切開することができます．一方，Ho：YAG レーザー光を硬組織に非接触照射した場合，表面近傍の水分の瞬間的な沸騰が起こり，組織内部に発生する衝撃波により硬組織を破砕できます．すなわち，軟組織の切開と硬組織の破砕などの治療に幅広く利用できる特徴があります．この特徴を活かし，内視鏡下での尿路結石破砕治療や前立腺肥大症の切除などの泌尿器科（Ⅲ章⑤参照）のほか，整形外科，耳鼻科などにおいても臨床応用されています．

F．Nd：YAG（ネオジウム・ヤグ）レーザー装置

　　Nd：YAG レーザー装置は，IR-A の波長 1,064 nm のレーザーで（**図 13，14**[9]），石英ガラスファイバーで伝送可能なため，内視鏡下治療を含め多くの臨床分野で使用されています．非接触での照射方法に加え，生体組織に接触して照射する方法も確立され，凝

図 15	半導体レーザー装置（PDT 用）の例

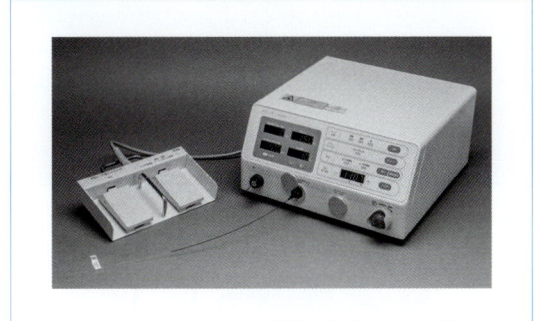

図 16	アレキサンドライトレーザー装置（皮膚良性色素性疾患用）の例

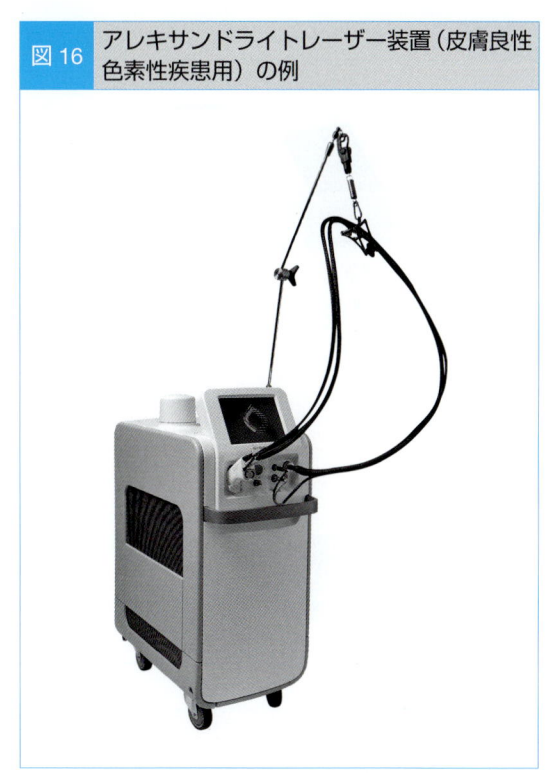

固作用のみならず歯科領域での治療など微小領域における組織切開も可能で，効率的な凝固・止血能と相まって幅広く臨床応用されています．装置面では，従来，冷却水の配管を必要としましたが，パワー 50〜60 W 級では冷却器を内蔵した装置が開発され，可搬型装置が一般的です．内視鏡下手術として一般外科，脳神経外科，婦人科などのほか，形成外科領域で深部の色素性皮膚疾患（あざ）の治療にも用いられています．

　Nd:YAG レーザー装置は，Er:YAG レーザー装置と同様にランプ励起のタイプ（図13）のほか，LD 励起のタイプもあります．また Q スイッチにより，高ピークパワーのパルス光を発振可能なタイプもあります．Q スイッチとは，一定時間共振器の損失を高くして発振できないようにし（低 Q 値），レーザー媒質中の励起状態にある原子数が十分多くなった時点（レーザー媒質にエネルギーが十分に蓄えられた時点）で，共振器の損失を急激に下げて（高 Q 値にして）発振させる方式です．Q スイッチで得られる短パルスレーザーにより，皮膚のメラニンなどの色素を選択的に破壊することが可能です．

　また，ある種の結晶に一定値以上の強いレーザー光を入射すると，入射光周波数の整数倍となる周波数をもつ光が発生し，これを高調波といいます．2 倍の周波数（半分の波長）を発生させる代表的な結晶に KTP（$KTiOPO_4$）があり，発振波長 1,064 nm の Nd:YAG レーザーと KTP を組み合せることによって 532 nm で発振し，網膜剥離やあざの治療などに用いられています．このレーザーは KTP レーザーと呼ばれることがありますが，KTP は上述した通り波長を変換するための素子であり，レーザー媒質ではありませんので注意してください．

図 17	半導体励起固体レーザー装置（網膜凝固用）の例

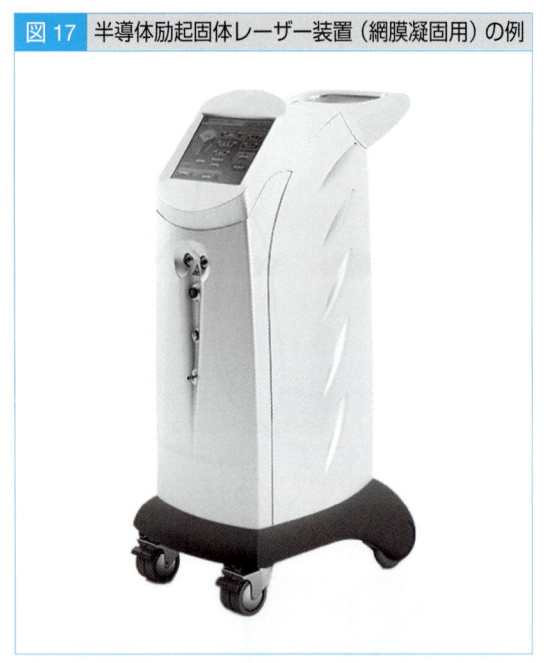

図 18	パルス色素レーザー装置（皮膚血管性病変治療用）の例

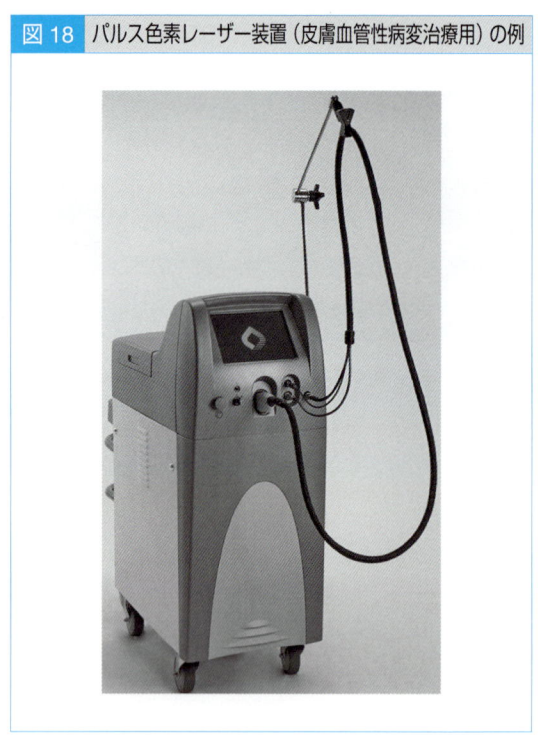

G. 半導体レーザー装置

　半導体レーザー装置（図 15）は，レーザー媒質が半導体であり，さまざまな波長で発振する小型のレーザー装置です．近年，寿命の長い半導体レーザーが生産されるようになり，種々の疾患治療に使用されるようになりました．従来からの低出力のタイプが疼痛緩和治療に用いられていますが，PDT（Photodynamic Therapy：光線力学療法）用の半導体レーザー装置も開発されました（図 15）．比較的安価で，基本的にはメンテナンスフリーの装置であることから急速に応用が拡がっています．

　半導体レーザー光は一般にビームの発散角が大きいため，光ファイバーに入射させて伝送するためには，高 NA（開口数）のファイバーを用いるのが一般的です（本章③参照）．もっとも高出力が得られるのは近赤外の波長 810 nm 付近の GaAlAs 系半導体レーザーで，その生体作用は波長 1,064 nm の Nd：YAG レーザーに似ており，光熱的作用が中心となります．805 nm に吸収ピークを有する色素であるインドシアニングリーン（indocyanin green：ICG）を利用することにより組織の吸収係数を大きくし，切開や蒸散の効率を高めたり，選択的に血管凝固を行う治療法も開発されています．

H. アレキサンドライトレーザー装置

　アレキサンドライトレーザー装置は，波長が可視の最長波長領域にある 755 nm の固体レーザーです．Q スイッチを用いたフラッシュランプ励起による短パルス（パルス幅50 ns 前後）照射のタイプと，フラッシュランプ励起のみの長パルス（パルス幅数 ms 程

度）照射のタイプがあります（図 16）．以前は尿路結石など結石破砕術用の装置もあり
ましたが，現在は波長 755 nm のレーザー光が，脱酸素化ヘモグロビンやメラニン色素
（皮膚や毛髪）に対して選択性高く吸収される特性を活かし，毛細血管の破壊や皮膚疾患
の治療用および脱毛用レーザー装置として多用されています．長パルス照射のタイプ
は，皮膚に照射した場合，メラニンを多く含んだ組織に選択性高く吸収され，数 ms の
間で光熱的効果により治療を行います．さらに，この波長は石英光ファイバーで伝送可
能であり，フレキシブルに照射することが可能です．

I.　半導体励起固体レーザー装置

　　ランプの代わりに半導体レーザー（LD）で励起する固体レーザーを半導体レーザー励
起固体レーザー[*1]といい，LD はランプと違って劣化しにくいため動作寿命が長い，特定
のエネルギー準位をねらって励起できるため動作効率が高い（したがって熱の発生が少
ない），全固体であるため堅牢で保守が容易である等の特長を有します．この方式に基づ
いて，1 台の Nd：YAG レーザーより 3 種類の波長の発振が得られる網膜凝固装置が開発
されています（図 17）．通常，Nd：YAG レーザーは 1,064 nm で発振しますが，他のエ
ネルギー準位を用いることにより 1,123 nm，1,319 nm などの発振も得られ，これらの第
二高調波としてそれぞれ 532 nm（緑），561 nm（黄緑），659 nm（赤）のレーザー光を
得られます．機械的に共振器ミラーを切り替えることにより，1 台の装置で 3 色のレー
ザー発振が得られます[10]．また 568 nm，577 nm，647 nm などの発振も得られます．網
膜にはさまざまな色素が存在するので，波長により光の作用が変化します．ヘモグロビ
ンに吸収されやすい 532 nm は網膜凝固にもっとも広く用いられている波長ですが，黄
斑部に存在するキサントフィル（xanthophyll）という色素にも吸収されます．577 nm
を用いると，このキサントフィルによる吸収を小さくすることができます．また 647 nm
や 659 nm などの赤色光はヘモグロビンによる吸収が小さく光深達長が大きいことから，
網膜より深部にある脈絡膜の治療に適しています．

J.　色素レーザー装置

　　ローダミン（rhodamine），クマリン（coumarine）などの有機蛍光色素をレーザー媒
質として用いるレーザーを色素レーザー（dye laser）といい，色素を有機溶媒に溶かし
て用いることから液体レーザーに分類されます．色素分子のエネルギー準位は広いバン
ド状になっているために広帯域での発振が可能で，さらに色素の種類を変えることによ
り紫外から近赤外までの非常に広い帯域（約 300～1,200 nm）で発振可能です．光共振
器に回折格子を組み込むことにより希望する波長を取り出すことができる可変波長レー
ザーです．光励起が一般的で，フラッシュランプが広く用いられていますが，ランプ光
に含まれる紫外線による色素の劣化防止，発光の早い立ち上がり速度による効率的な励
起を得るため，Nd：YAG レーザーの第二高調波（532 nm），第三高調波（355 nm）やエ

[*1] レーザーを略して半導体励起固体レーザー，英語では Diode Pumped Solid State（DPSS）laser とも呼ばれることもある．

キシマレーザーを用いることもあります．治療用としては，波長 590 nm ないし 595 nm のフラッシュランプ励起パルス色素レーザーが主として血管系アザ治療に用いられています（図18）．PDT 用光源として波長 630 nm のエキシマレーザー励起色素レーザーが用いられていましたが，最近では低価格，小型の半導体レーザー（LD）を用いるのが主流になりつつあります．上述したように色素は劣化するため，定期的に交換することが必要となります．色素には発癌性が認められているものもあるため，取り扱いの際には手袋，マスク，保護めがねを着用してください．また有機溶媒の揮発に対して火気に注意するとともに，換気にも留意してください．

K. ArF エキシマレーザー装置

ArF エキシマレーザー装置は，紫外の中でももっとも短波長領域である UV-C の 193 nm で発振する気体レーザーです．一般にエキシマレーザー（Excimer Laser）とは，通常では分子結合しない希ガスとハロゲンの混合ガスにパルス放電を適用し，励起状態の希ガス原子とハロゲン原子をごく短時間（～数 ns）分子結合させ（励起二量体，excited dimmer のことをエキシマという），そのエキシマからの放射光によってパルス発振します．ArF エキシマレーザー光は，タンパク質吸収が非常に大きく，かつパルス幅も短い（10 ns 程度）ことから精密なアブレーションが可能です．ArF エキシマレーザー装置は，近視治療などを目的に以前は角膜表面に直接照射することで角膜表面の形状（曲率）を変化させる PRK（Photorefractive Keratectomy：角膜形成術）に用いられてきました．現在屈折矯正術は，LASIK（Laser In-situ Keratomileusis）が主流になっています．LASIK では照射レーザー 1 パルス当たり 0.1 μm 程度の厚みで，角膜中央部の直径 4.5～6.0 mm の領域をアブレーションするきわめて精密な近視矯正術です．あらかじめ必要な角膜実質組織の矯正量を計測データに基づき見積り，角膜上皮のフラップを機械ないしレーザーで形成し，フラップをめくった状態で自動で角膜実質をアブレーションする手術方式がとられています．近視治療が主体ですが，遠視や乱視の矯正にも用いられます．さらに，角膜の実質表層にできる病変（角膜ジストロフィ等）の蒸散治療（Photo-Therapeutic Keratectomy：PTK，角膜切除術）にも用いられています．最近の装置では，眼球の動きにレーザービームを追従させる機能も備えています．

装置面では，ArF エキシマレーザーに用いられているガスが人体に有毒なフッ素（F_2）を含んだ混合ガスのため，ガス漏洩がないよう配管などの取り扱いに十分な注意が必要です．

L. LED

LED（Light Emitting Diode：発光ダイオード）は，各種回路や電子機器の動作状況や警告を示す表示用ランプなどに用いられていますが，最近では医療用の照明にも使用されるようになっています．LED素子には普通のダイオードと同様に極性があり（図19），二つのリード線のうち長いほうが＋側（アノード），短いほうが－側（カソード）と決められています．p 形半導体と n 形半導体を接合した pn 接合に順方向電流が流れるとき，

図19　LEDの原理と基本構造

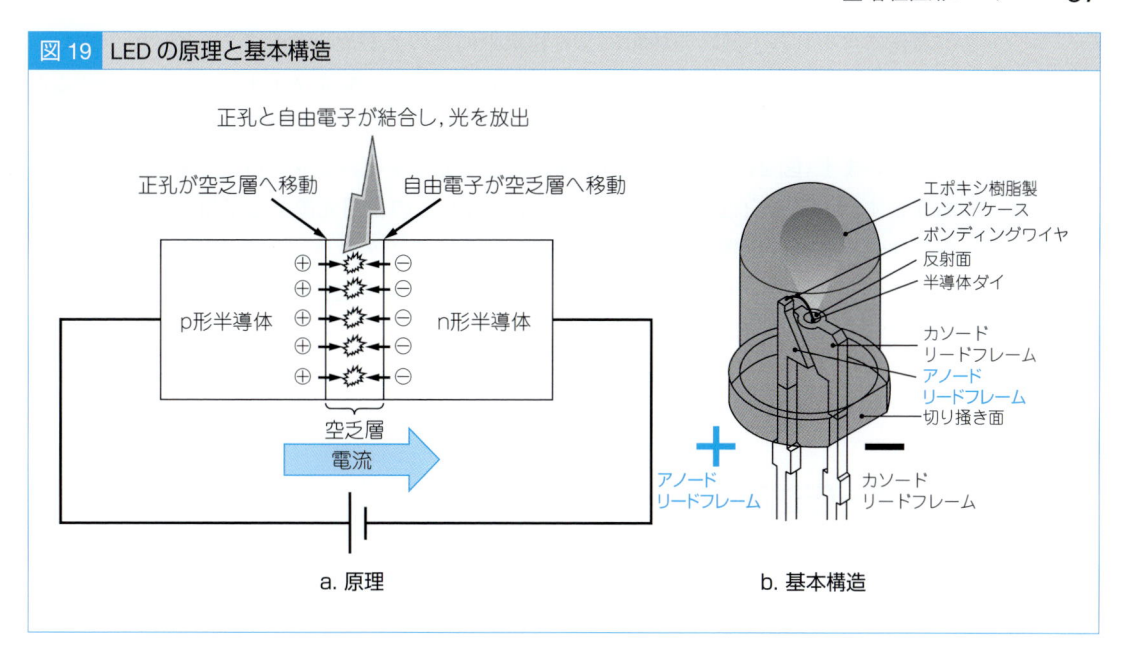

a. 原理　　　　　　　　　b. 基本構造

図20　LEDに用いられる半導体の種類

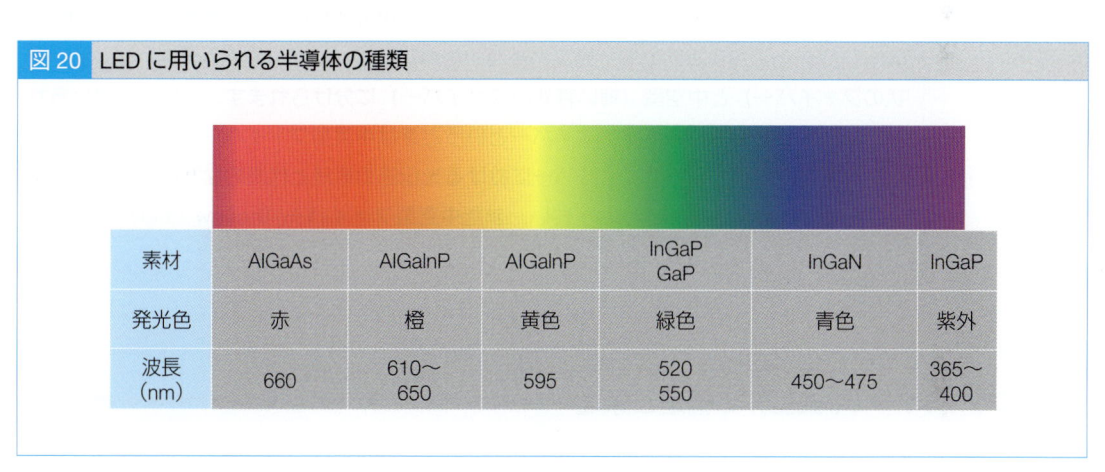

素材	AlGaAs	AlGaInP	AlGaInP	InGaP GaP	InGaN	InGaP
発光色	赤	橙	黄色	緑色	青色	紫外
波長 (nm)	660	610〜650	595	520 550	450〜475	365〜400

図21　白色LEDの方式

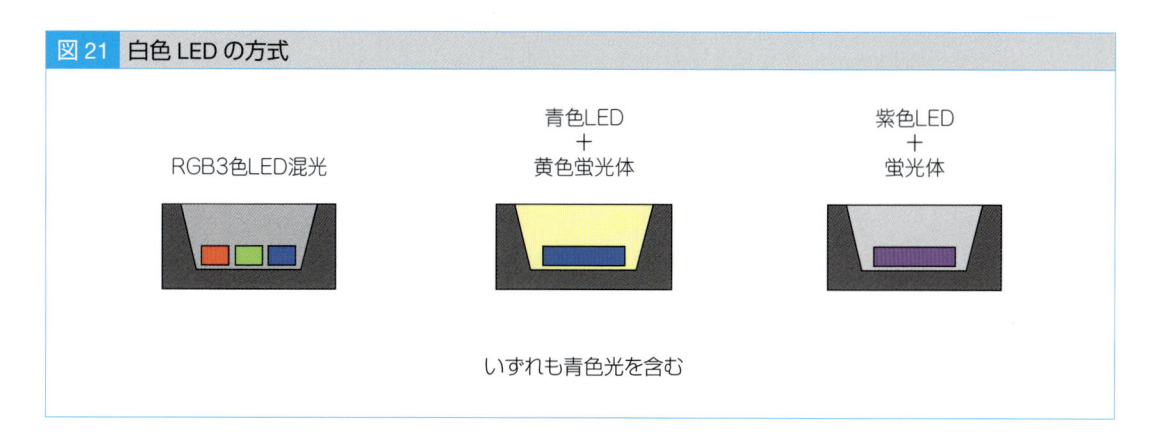

RGB3色LED混光　　　青色LED＋黄色蛍光体　　　紫色LED＋蛍光体

いずれも青色光を含む

半導体に含まれる不純物の種類により特定の波長の光が放出されます（図20）．また，光の3原色である赤（red），緑（green），青（blue）の発光ダイオードを組み合せることにより，白色光を発光可能な白色LEDが蛍光灯やランプなどの代替照明光として用いられています（図21）．また青色LEDに黄色蛍光体を組み合せて白色光を得るタイプもあります．これら白色LEDは，近年，蛍光灯などの代用光源として用いられているほか，身の回りの電子機器や液晶デジタル（LCD）モニタのバックライトとして多用されていますが，いずれも青色光が含まれていることから，網膜への影響も指摘されており，強い白色LED光の目への曝露には注意が必要でしょう．

3 医用レーザー伝送路

　医用レーザーのビーム伝送路は，光ファイバー（optical fiber）と多関節ミラー（articulated mirrors）が代表的です．光ファイバーは構造の違いにより中実（充実）型（細い棒状のファイバー）と中空型（細い管状のファイバー）に分けられます．一般的に用いられているのは中実型で，単に光ファイバーというときは中実型ファイバー（solid fiber）を指すのが普通です．中実型ファイバーにおける光伝送の原理と代表的な石英ガラスファイバーの特性について理解してください．また中空型ファイバー（hollow fiber）と多関節ミラーの構造と特徴について学んでください．

A. 光ファイバー（中実型）の構造と原理

　光ファイバー中のレーザー光の伝搬は，Ⅰ章① Dで説明した全反射に基づきます．図22に一般的な光ファイバー（中実型）の構造を示します．光ファイバーは，中心部のコア（屈折率 n_1）とそれを囲むクラッド（屈折率 n_2）よりなり，コアにはガラスなどの透明材料が用いられます（クラッドもガラスの場合あり）．$n_1>n_2$ とすることにより，外部媒質（空気など）からコアに入射した光が，コアとクラッドの境界面で全反射を繰り返しながら伝送されます（図の青実線）．ここでファイバーの入射端の面（入射端面）に対するレーザー光線の入射角を大きくしていくと，ある角度 θ_{max} でコアを進む光線のクラッドに対する入射角が臨界角に達し（青破線），入射角がさらに大きくなると光線がクラッドに漏れてしまいます（黒実線）．すなわち θ_{max} はファイバーで伝送できる最大受光角を意味し，光ファイバーが屈折率 n_0 の媒質中（空気であれば $n_0=1.0$）に置かれている場合，その正弦（サイン）に n_0 を乗じた値を開口数（NA：Numerical Aperture）といいます．NAが大きいほど最大受光角が大きい，すなわちファイバーに光を入射させる際の許容角度が大きいことを意味します．NAと n_1，n_2 には次式の関係があります．

$$NA = n_0 \sin\theta_{max} = \sqrt{(n_1^2 - n_2^2)} \qquad (Ⅱ.3)$$

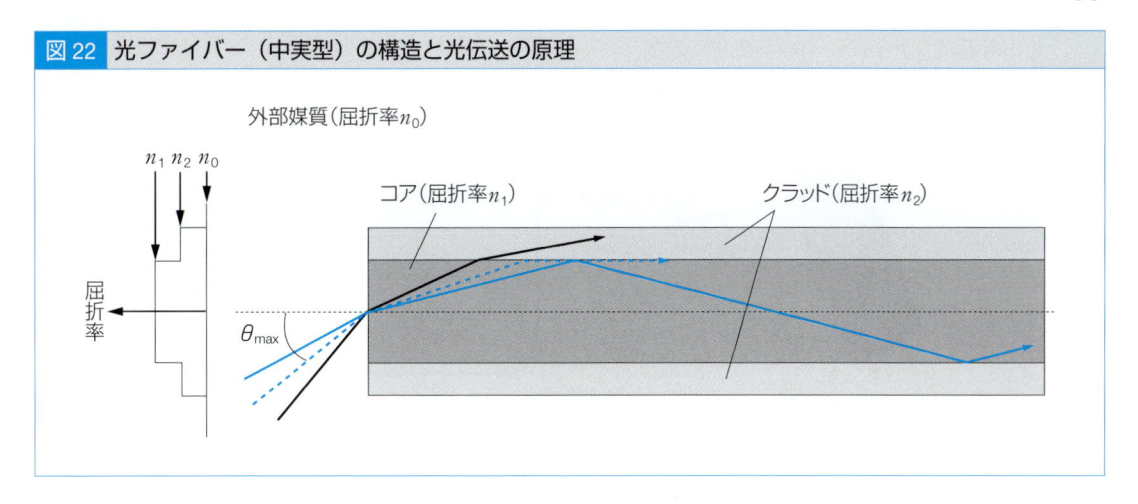

図22 光ファイバー（中実型）の構造と光伝送の原理

　すなわち NA はコアとクラッドの屈折率で決まり，両者の屈折率差が大きいほど大きくなることがわかります．光ファイバーのカタログには必ず NA が記載されていますが，普通その値はファイバーが空気中に置かれた場合（$n_0 = 1.0$）のものです．たとえばファイバーが水中にある場合は $n_0 = 1.33$（I 章表 1 参照）となり，同じファイバーを用いても最大受光角は小さくなることに注意してください．なお実際の光ファイバーは，ファイバー材料の保護のため，クラッドの外側にポリマーなどの被覆材が付けられています．

B. 光ファイバーの特性

　これまでさまざまな材料の光ファイバーが開発されてきましたが，高パワーを安定して伝送できる中実型ファイバーとして現在使用されているのは，石英ガラス製のファイバーがほとんどです．ここで，市販されている NA が小さい石英ガラスファイバー（単に石英ファイバーともいう）の例（図23）と NA が大きい石英ガラスファイバーの例（図24）をみてみましょう．

　同じ石英ガラスでも不純物として存在する水酸基（OH）の濃度により，透過スペクトルが大きく変化します．NA にかかわらず，紫外〜可視レーザー用には高濃度 OH（高 OH）のファイバー，可視〜近赤外レーザー用には低濃度 OH（低 OH）のファイバーを用いるのが一般的です．外見的な違いはありませんが，図24 に示したように両者のスペクトルには大きな違いがあります．

　両図のグラフは横軸が波長で，左縦軸がファイバー長 1 km 当たりの減衰を dB（デシベル）で表した値（dB/km），右縦軸がファイバー長 1 m 当たりの透過率を％で表した値（％/m）を示しています．いまファイバーに入射するレーザーのパワーを P_{in}（W），伝送されたパワーを P_{out}（W）とすると，P_{out}/P_{in} が透過率 T を表します．このときファイバーの減衰 L（dB）と P_{out}，P_{in}，T の間には次式の関係があります．

$$L(\mathrm{dB}) = -10 \times \log_{10} \frac{P_{out}}{P_{in}} = -10 \times \log_{10} T \qquad (\text{II}.4)$$

図23 市販石英ファイバー（NA＝0.22）の例

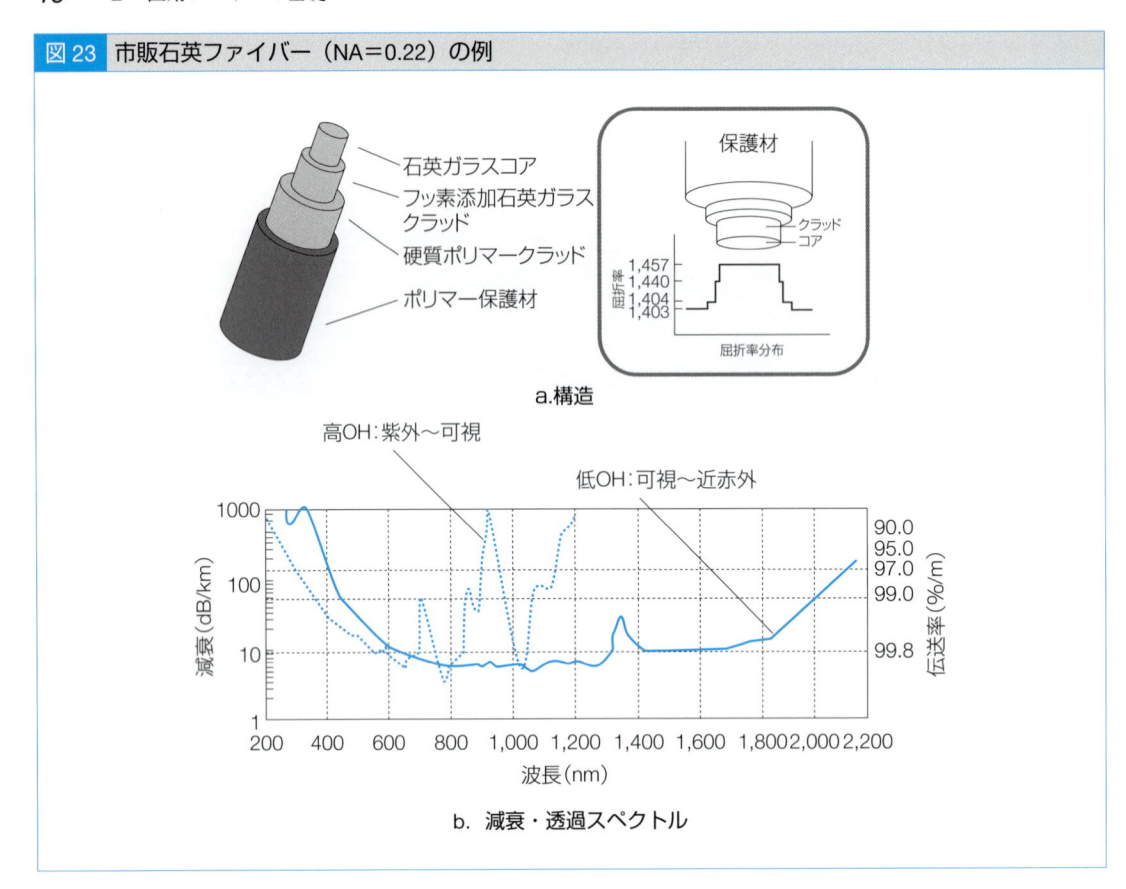

a.構造

b. 減衰・透過スペクトル

図24 市販石英ファイバー（NA＝0.39）の例

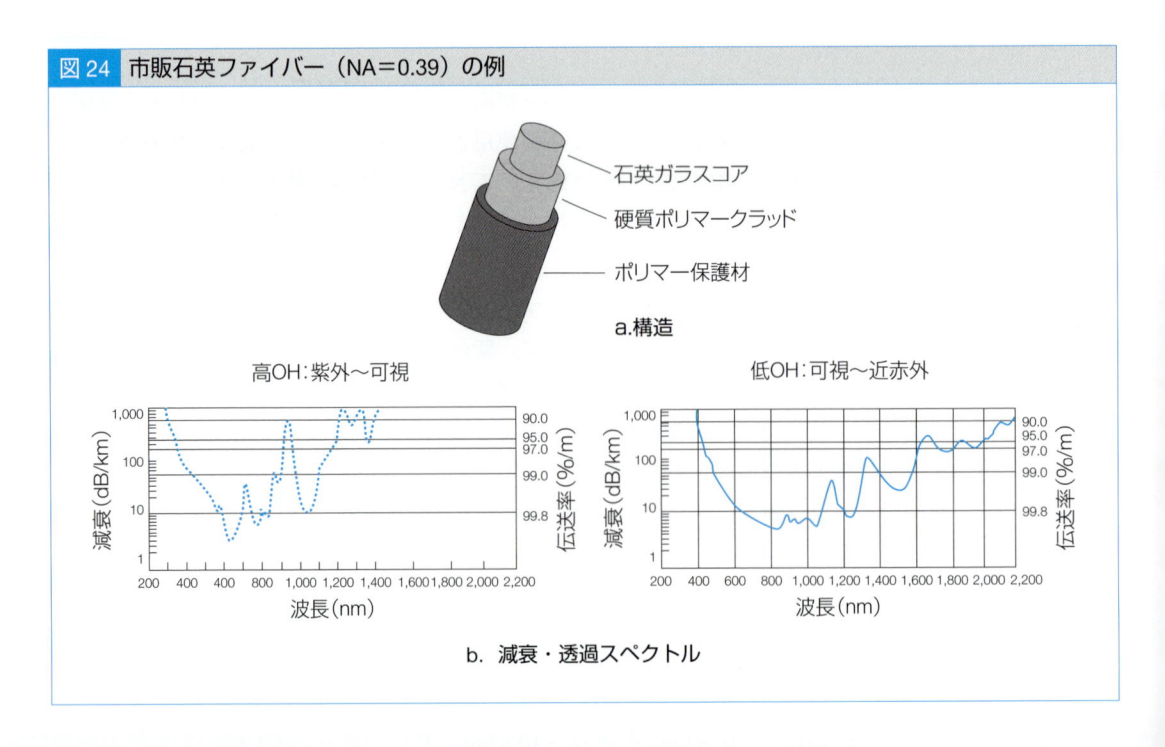

a.構造

b. 減衰・透過スペクトル

グラフ左縦軸の 10 dB/km＝0.01 dB/m ですので，このときのファイバー 1 m 当たりの透過率 $T = P_{out}/P_{in}$ は同式より約 99.8％となります．同様に 100 dB/km＝0.1 dB/m ですので，1 m 当たりの透過率は約 97.7％となります．それぞれの場合，減衰は約 0.2％，約 2.3％となり，これらは吸収されて熱に変換され，ファイバーの光学破壊の原因となります．したがって減衰が小さいほど高パワー，高エネルギーのレーザー伝送に有利です．目安として，レーザー伝送に適しているのは減衰が 100 dB/km 以下（透過率約 97.7％/m 以下）と考えてください．

図 23 の NA＝0.22 のファイバーは，コアもクラッドも石英ガラスで，クラッドにフッ素を添加して屈折率を低下させています．クラッドも石英ガラスであることから，レーザー損傷しきい値が高く，高パワー，高エネルギーレーザーの伝送に適しています．一方，図 24 に示した NA＝0.39 のファイバーは，コアは石英ガラスですが，クラッドはポリマーです（屈折率差が大きいので NA が大きくなる）．減衰が 100 dB/km 以下の波長帯域は NA＝0.22 のファイバーより狭くなっています．本章②G で述べたように，半導体レーザーは一般にビーム発散角が大きいため，細径のファイバーに導入するためには焦点距離の短いレンズで集光する必要があります（（Ⅰ.5）式参照）．このときファイバーの入射端面に対して入射角の大きい成分が生じるので，NA の大きなファイバーを用いないとクラッドに漏れる光成分が生じるおそれがあります．

なお，ファイバーの入射端面，出射端面では反射が起きますが，これらの反射による損失は上記の減衰に含まれていません．実際にレーザーをファイバーで伝送する場合は，ファイバー材料による減衰（吸収）に加え，反射損失も伝送効率低下の原因となります．

C. 光ファイバーに関する注意

光ファイバーは柔軟性に優れたレーザー伝送路ですが，上述したように，コアとクラッドの界面において全反射を多数回繰り返しながら伝搬し，かつその界面はさまざまな曲率半径に曲げられて使用されることから，伝送後のレーザービームの指向性・集光性は伝送前より低下します．通常，伝送後のレーザー光はファイバーのコア径程度までしか集光できなくなります．したがって，高い集光性を確保するためには，なるべく細径のファイバーを用いることが必要です．

光ファイバーはレーザー装置の中でもっとも壊れやすい部分の一つであり，衝撃や無理な力を加えたり，汚染することがないよう注意が必要です．たとえば，衝撃によりファイバー入射端の位置がずれると，レーザービームのファイバーへの入射が不完全となり，伝送後のパワー，エネルギーの大きな低下を招くおそれがあります．またファイバー入射端，出射端ではレーザーの放射照度ないし放射露光が非常に高いため，わずかな傷や汚れによるレーザー光の吸収が過熱を招き，ファイバー自体に光学損傷をきたすおそれがあります．さらに，ファイバーを許容曲げ半径以上に曲げると，上述した全反射の条件がくずれてレーザー光がクラッドへ漏れたり，ファイバー自体が破損するおそれもあります．レーザー本体が正常であっても，ファイバーの不具合がしばしばパワー，エネルギーの低下を招くので，丁寧な扱いと定期的な点検を心がけてください．

図25　中空ファイバー（a）と多関節ミラー（b）

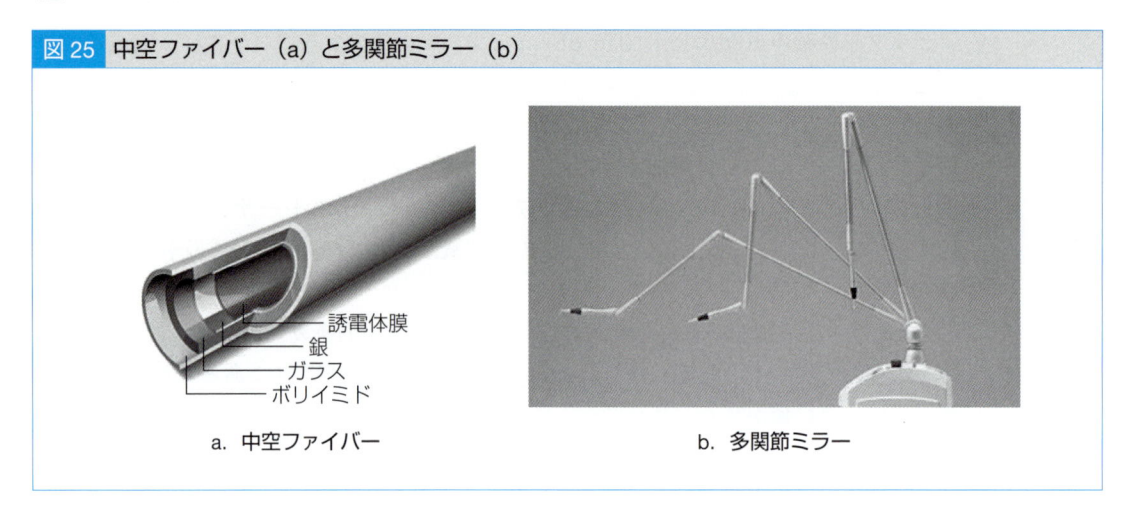

　　　　　　誘電体膜
　　　　　　銀
　　　　　　ガラス
　　　　　　ポリイミド

a.　中空ファイバー　　　　　　　　　　　b.　多関節ミラー

D.　その他の伝送路

　石英ガラスファイバーで減衰が100 dB/km以下となる波長帯域は，NA＝0.22のファイバー（図23）で短波長側は300 nm付近まで（高OHファイバー），長波長側は2,100 nm付近まで（低OHファイバー）です．この300〜2,100 nm（2.1 μm）が石英ガラスファイバーで安定した伝送が可能な帯域といえます．具体的なレーザーでいうと，短波長側は308 nm XeClエキシマレーザー，長波長側は2.1 μm Ho：YAGレーザーが限界となります．波長がこの帯域外にある代表的な医用レーザーとして10.6 μm CO_2レーザーがありますが，石英ファイバーによる伝送が困難なため，図25に示した中空ファイバーや多関節ミラーが用いられます．また波長が石英ファイバーの透過波長帯域にあっても，放射照度ないし放射露光が非常に高い場合は，非線形吸収と呼ばれる現象によりファイバーの光学破壊を生じるため，中空ファイバーないし多関節ミラーによる伝送が必要になります．例として，694 nm Qスイッチルビーレーザーはピークパワーが非常に高いため，多関節ミラーが用いられています．

　中空ファイバーは石英などの細管の内壁面に全反射コーティングを施したもので（図の例では銀の上に誘電体膜をコート），レーザーはその面で全反射を繰り返しながら伝搬します．コアに相当する管の内部は空気などの気体で満たされているため，その気体に吸収されない波長のレーザーであれば伝送可能です．取り扱いに関する注意は，中実型ファイバーと同様です．

　中空ファイバーよりさらに高パワー，高エネルギーの伝送が可能であるのが多関節ミラーです．各関節部に全反射ミラーが内装されており，レーザービームはそれらのミラーにより反射されながら伝送されます．伝送路の柔軟性，操作性は光ファイバーより劣りますが，レーザービームの指向性・集光性をほとんど低下させることなく伝送することが可能です．構造は堅牢ですが，機械的衝撃を与えると光軸のズレを生じるおそれがあります．大がかりな修理が必要になる場合もあるので，光ファイバー同様，慎重な扱いが求められます．

文献 ••

1) Prasad PN. Introduction to Biophotonics, John Wiley & Sons, Hoboken, 2003.

2) レーザー学会（編）. レーザーハンドブック, 第2版, オーム社, 東京, p.1174, 2005.

3) 小原　實, 荒井恒憲, 緑川克美. レーザ応用工学, コロナ社, 東京, 1998.

4) Niemz MH. Laser-Tissue Interactions：Fundamentals and Applications, Springer, Berlin, 2003.

5) 電気学会レーザアブレーションとその産業応用調査専門委員会（編）. レーザアブレーションとその応用, コロナ社, 東京, 1999.

6) 加藤純二, 篠木　毅, 粟津邦男ほか（編著）. 一からわかるレーザー歯科治療, 医歯薬出版, 東京, 2003.

7) Dougherty TJ, Lawrence G, Kaufman JH, et al. Photoradiation in the treatment of recurrent breast carcinoma. J Natl Cancer Inst **62**：231-237, 1979.

8) 佐伯　茂. レーザー治療器. ペインクリニック **30**：301-312, 2009.

9) 中島章夫. 29章 手術用機器. ME の基礎知識と安全管理, 第8版, （公社）日本生体医工学会 ME 技術教育委員会（監）, 南江堂, 東京, pp.376-388, 2023.

10) 社団法人日本機械工業連合会, 社団法人日本オプトメカトロニクス協会（編）. 平成19年度 医療及び健康・福祉分野を支える光技術と将来展望に関する調査研究報告書, pp.112-113, 2008.

11) 中島章夫. 4章 光治療機器. 最新 医用治療機器学, 篠原一彦（編著）, 医歯薬出版, 東京, pp.133-168, 2024.

12) 中島章夫. 第1種 ME 技術実力検定試験テキスト（2014年度改訂新版）, 日本生体医工学会 ME 技術教育委員会（監）, 東京, pp.181-186, 2015.

▬▬ 演習問題 ▬▬

1. 生体組織の光学特性について**正しい**のはどれか.
   (1) 散乱係数が等しい場合, 吸収係数が大きいほうが光深達（侵達）長が大きくなる.
   (2) 吸収係数が等しい場合, 散乱係数が大きいほうが光深達長が大きくなる.
   (3) メラニンの吸収係数は紫外域より可視域のほうが大きい.
   (4) 水の吸収係数は可視域より赤外域のほうが小さい.
   (5) 800 nm 付近に脱酸素化ヘモグロビンと酸素化ヘモグロビンの等吸収点がある.

2. 医用レーザーについて**誤っている**のはどれか.
   (1) 励起エネルギーのほぼ100％がレーザーに変換される.
   (2) CO_2レーザーは, CO_2混合ガスを放電で励起する.
   (3) Nd：YAG レーザーは, YAG 結晶中の Nd イオンがレーザー光を発する.
   (4) 色素レーザーは, 色素の種類を変えることにより広い帯域で発振する.
   (5) Q スイッチは共振器の損失を時間的に制御し, パルスレーザーのピークパワーを高くする.

3. レーザーの種類と波長の組み合わせで**誤っている**のはどれか.
   (1) ArF エキシマレーザー ――――――― 193 nm
   (2) Nd：YAG レーザー（第2高調波）――― 532 nm
   (3) ルビーレーザー ―――――――――― 694 nm
   (4) アレキサンドライトレーザー ――――― 755 nm
   (5) Ho：YAG レーザー ――――――――― 2.94 μm

4. LED（発光ダイオード）について**誤っている**のはどれか.
   (1) Laser Emitting Diode の略である.
   (2) 半導体を用いた発光素子である.
   (3) 電流を流して動作させる.
   (4) 組成の異なる素子により異なる波長の光が得られる.
   (5) 青色 LED を黄色蛍光体に作用させると白色光が得られる.

5. 光ファイバーについて**正しい**のはどれか.
   (1) コアの屈折率はクラッドの屈折率より小さい.
   (2) 最大受光角は開口数の大きなファイバーのほうが小さい.
   (3) 石英ガラスファイバーの透過波長帯はおおよそ 300 nm～10.6 μm である.
   (4) 伝送後のレーザーは伝送前より指向性が向上する.
   (5) 出射端の汚れはレーザーによるファイバー損傷の原因となる.

（正解と解説は p.121 参照）

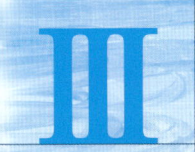

III 代表的なレーザー治療の原理と注意事項

　生体組織は一般的な物質と同様にレーザーに対して反射（reflection），吸収（absorption），散乱（scattering），透過（transmission），発光（emission）などの特性を示し，治療には通常，吸収されたレーザーエネルギーが用いられます．前章で述べたように，レーザーは生体組織に吸収されると，光熱的作用，光化学的作用，光音響的・機械的作用，その他の作用（低レベルレーザー治療における疼痛緩和，血行促進などの作用）を及ぼし，これらが治療に利用されます．本章では各作用に基づいた代表的なレーザー治療の原理と注意事項について学びます．

1 軟組織の凝固と蒸散治療

　照射されたレーザー光が吸収されて組織が加熱されると，温度が 60℃程度までは組織構造の変化はありませんが（短時間の場合），それ以上に上昇すると凝固・変性が起きるため，これを凝固治療に利用します．組織の温度が上昇するに従い水分が蒸発しやすくなり，100℃に達すると水分が沸騰し，これに伴って水以外の組織成分も飛び出します．さらに高温になると，タンパク質など生体組織成分自体の蒸発，気化も起き，組織が除去されます．このような光熱的効果により組織が除去される過程を蒸散といい，切開などに用いられます．さらに加熱が進むと組織の炭化も起き，過度の炭化は通常の治療では避ける必要があります．これらのさまざまな熱的レーザー作用の主な因子としては，光の波長，放射照度（パワー密度），照射時間などがあり，目的に応じて適切に選定する必要があります．波長，放射照度が同じでも，照射時間により起きる現象が変わるため注意を要します．

A. 軟組織の凝固

　レーザーが生体組織に与える作用のうちで中心的役割を果たすのが，光熱的作用です．表1に組織温度と生体作用の関係を示しました．レーザー照射により生体組織がおよそ 60℃以上になるとタンパク質が不可逆的変化（凝固変性）を起こすとともに，組織中の水分の蒸発が進み，水分減少（乾燥）に伴って生体組織は凝縮します．さらにレーザーエネルギーが加えられ 100℃に達すると組織中の水分が沸騰し，一緒に組織の成分が飛び出します．さらに温度が高くなると，タンパク質など他の組織成分も蒸発，気化

表1　組織温度と生体作用

組織温度		40℃	60℃	100℃	
生体作用	温熱効果	加熱	タンパク質凝固変性	水分蒸発	気化蒸散炭化

します．このような光熱的作用により組織が除去される過程を蒸散といいます．さらに加熱が進むと組織が炭化することもあり，通常の治療において過度の炭化は避ける必要があります[1]．

1. レーザー照射による熱凝固（photothermal coagulation）と治療

　レーザーメスに用いられるような強い連続波（CW）レーザー光の場合は，熱としての作用が主体となります．レーザーの光熱的作用により，生体組織は加熱され発生熱でタンパク質（コラーゲンなど）が凝固変性します．凝固変性は一種の化学反応であり，以下のアレニウスの式で表されます．

$$k = A\mathrm{e}^{-E_a/(RT)}$$

k：反応の速度定数，A：温度に無関係な定数（頻度因子），

E_a：活性化エネルギー（1モル当たり），R：気体定数，T：絶対温度

　この式は活性化エネルギー E_a 以上の運動エネルギーをもつ分子の反応が進むことを表しており，反応速度は温度が高いほど大きくなることがわかります．レーザーを照射した組織の温度は，照射時間が長くなるに従って上昇するため，反応速度が大きくなります．すなわち凝固の進行は，温度と時間の両方に関係します．凝固変性すると組織中の細胞のタンパク質は活性を失って壊死します．これは癌治療などにも応用されます．また熱により，コラーゲンの分子同士の結合が切れて収縮するため，これを利用して止血（レーザー止血）を行うことができます[2,3]．

　熱凝固のためには，組織表面温度が沸騰温度に達しないこと，またある程度深い部分まで凝固に適した温度上昇（60℃～）を起こすことが必要なため，吸収係数の小さい（光深達長の長い）レーザーを選択します．具体的には，1～5 cm^{-1} 程度の吸収係数のレーザー波長が適しており，「生体の窓」である波長 800 nm 付近の半導体レーザー，1,064 nm の Nd:YAG レーザーなどの連続波（CW）レーザーが適しています．

2. レーザー照射による生体組織変化に対する温度と時間の関係

　生体組織に影響を与える照射レーザー側の主な因子は，光の波長，放射照度（パワー密度），照射時間です．レーザー照射により，生体組織の温度は上昇しますが，照射時間の長短により生体組織変化の度合いが変わってきます[3]．図1に組織温度，照射時間と組織変性の関係を示しました．

　低温熱傷は，短時間の接触では問題とならない程度の温度が，長時間にわたって接触部に作用することにより不可逆的変性を引き起こす現象です．これと同様に，短時間の照射では組織変性を生じない低い温度であっても，照射時間が長くなると加熱が進み組織変性が生じます．

| 図1 | 組織温度，照射時間と組織変性の関係 |

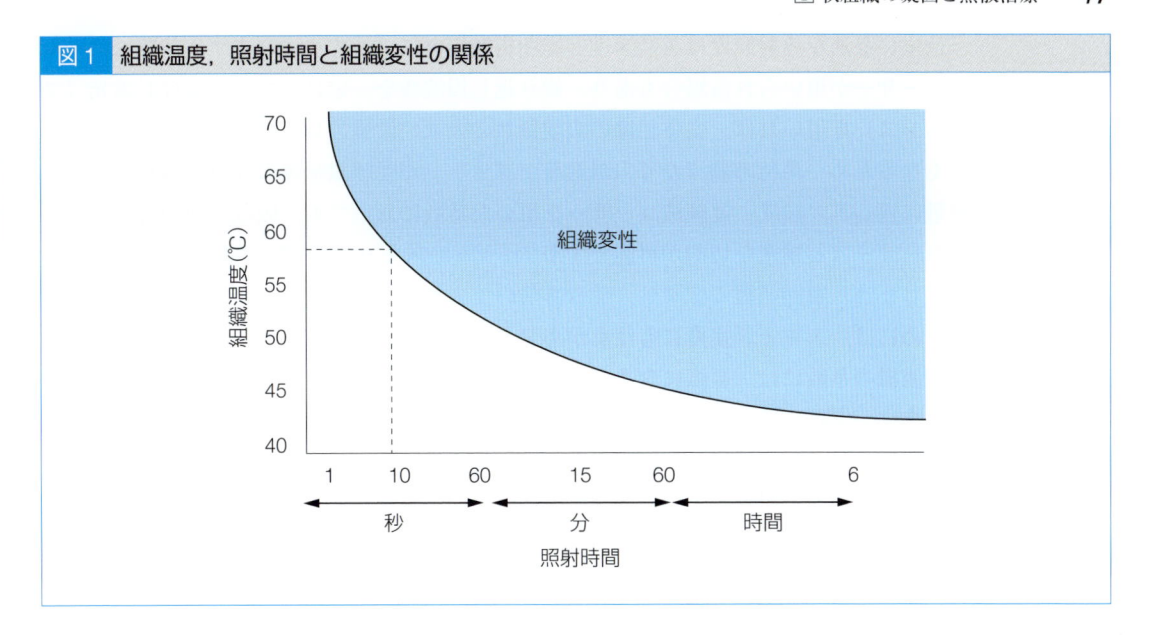

実際の生体組織のレーザー照射においては，血流の有無，組織の不均一性，冷却の有無などにより複雑に変化するため，これらの条件を考慮した条件設定が求められます[3]．

B. 軟組織の蒸散

レーザー治療の主な目的は病変部の除去です．レーザー治療は生体組織を対象とした一種のレーザー加工とも考えられ，病変部と健常部の境界近傍の健常部側をレーザーで蒸散させて切開するほか，レーザー蒸散を面状に適用して病変部全体を消滅させる治療も行われます．病変部のレーザー蒸散除去は，腫瘍除去，狭窄の解除など，周囲組織を保存的に治療したい場合に行われます．また体表面より病変部にアプローチするために健常組織の切開が必要になる場合もあります．

細胞はリン脂質二重層の細胞膜（形質膜）でおおわれており，細胞質には核，ミトコンドリア，ゴルジ体などの細胞内小器官が存在しているため，細胞膜と細胞質ではレーザー照射後の反応が異なる場合があります．

生体軟組織は60％以上が水で構成されるため，水分が生体組織の物性値に与える影響はとても重要で，レーザーの作用にも大きな影響を与えます．

1. 光熱的作用による蒸散

レーザーによる生体組織の蒸散は，吸収過程によって物質内に吸収された光エネルギーが組織温度を上昇させて生じる物質の除去過程です．生体組織の温度が水の沸点に達すると，水の気化によって細胞間に存在する間質液が消滅するとともに，細胞内水分は急激に膨張し，細胞質が飛散して細胞は消滅します．この結果，生体組織が除去されます．照射面からは，水蒸気と熱凝固した細胞膜と細胞小器官の断片が噴出します[4,5]．

沸騰による蒸散では，光深達長の範囲内で水の沸点維持に必要なエネルギーが照射されないと組織除去が起こりません．

　治療に最適な放射照度は蒸散速度と周囲組織損傷によって決まります．蒸散にはパルスレーザーが用いられる場合もあり，繰り返し周波数を一定にして適正な放射露光（フルエンス）を用いれば，生体組織の吸収係数の大きい波長のレーザーほど光深達長が小さくなるため，単位時間当たりの蒸散量が減少し，周囲組織損傷の厚みが薄く，精密な蒸散に適しています．連続波レーザーを用いた蒸散においても，吸収係数の大きい波長のレーザーほど精密な切開が可能ですが，ビームのスキャン（走査）速度が遅すぎると，発生した熱が周囲組織に伝導し，熱影響層の拡大を招きます．周囲組織損傷を最小にするためには，スキャン速度にも注意が必要です．

　軟組織の蒸散には，組織に含まれる水分に吸収されやすい波長のレーザーが多く用いられます．実際には，$2.1\ \mu m$ の Ho:YAG レーザー，$2.94\ \mu m$ の Er:YAG レーザー，$10.6\ \mu m$ の CO_2 レーザーなど，おおむね $2\ \mu m$ 以上の赤外レーザーが用いられます[6]．

　軟組織の蒸散で組織除去効率が高いのは，水分が沸騰して水蒸気爆発のように組織が飛散し，除去される機構によるもので，生体組織は一般的な材料と比較して破断強度が低いため効率的に飛散します[7,8]（コラム，p.48 参照）．

2.　レーザー波長と切開

　上述したように，レーザーで組織を蒸散させて切開する場合は，急速な発熱を局所で起こすために，生体組織の吸収係数の大きいレーザーが適しています．生体組織の吸収係数の大きいレーザーほど単位時間の蒸散量が減少することになり，周囲組織損傷の厚みが薄く，精密な切開に適しています．すなわち，光深達長が短いほうが照射面の温度を効率よく高くでき，周囲組織への損傷も低減できます．具体的には，吸収係数が $100\ cm^{-1}$ 以上であることが望ましく，大きければ大きいほど切れ味は鋭くなります．連続波 CO_2 レーザーや Er:YAG レーザーは水の吸収が大きく，切開に適した代表的なレーザーです．

　上述したように，生体組織での吸収が小さくなると，切開性能が落ちて，周囲の熱損傷層が大きくなりますが，わずかな熱損傷（熱凝固層）は切開創からの（滲み出るような）出血を止める効果が期待できます．熱損傷が小さいことから，レーザーによる切開創は電気メスによる切開よりも治癒が早いといわれています．

コラム　レーザーによる蒸散とアブレーション

　蒸散のことをアブレーション（ablation）と同義に使うこともありますが，本書では連続波（CW）レーザーないし時間幅の長いパルスレーザーによる組織中の水の蒸発，沸騰に起因する組織除去のことを「蒸散」，本章④で述べる短パルスレーザーによる光熱的ないし光化学的組織除去のことを「フォトアブレーション（photoablation）」といい区別しています（p.65 参照）．蒸散も光熱的作用の一種ですが，光エネルギーが組織に連続的に注入されるために熱の蓄積，伝導が生じ，光熱的フォトアブレーションと比較して周囲組織への熱的副作用が起きやすいことに注意を要します．レーザーを用いて物質を蒸発させることを laser evaporation ということがありますが，生体組織の除去（治療）を目的とした場合にはふつう用いられません．ここで定義する蒸散に適した英語の用語はないのが現状です．また医学一般でアブレーションという場合は，不整脈治療を目的とした高周波（RF）電流を用いた心筋焼灼術を指すことが多いので注意してください．

C. 消化器癌に対する CO_2 レーザーを用いた内視鏡的粘膜下層剥離術（ESD）

内視鏡的粘膜下層剥離術（Endoscopic Submucosal Dissection：ESD）は，今や日本だけでなく世界の多くの施設で早期消化器癌，とくに胃癌治療の第一選択として広く行われています．外科的手術に比べて侵襲が少なく，入院期間が短く，通常の生活への復帰も早いなどの特長があり，現在，早期胃癌とくに粘膜内癌で大きさが 2 cm 以内の分化癌に対しては絶対適応となっています[9]．さらに今では，①潰瘍のない分化型であれば，2 cm を超える粘膜内癌や，②潰瘍があっても分化型であれば，3 cm 以下の粘膜内癌も絶対適応になっています．ただし 2 cm 以下の粘膜内癌でも，未分化型，潰瘍なし病変に対しては絶対適応とせず，適応拡大病変とされています[9]．また食道，大腸や十二指腸の早期癌にも適用が広まってきています．とりわけ欧米では胃癌は少なく大腸癌が多く，ESD が大腸に用いられています[10]．

ESD は電気メスを用いる剥離器具が発達したとはいえ，出血，穿孔などの合併症は一定程度認められ，とくに壁の薄い大腸に適用する場合，技術が伴わないと合併症が多くなります．欧米では早期大腸癌に対して 8.6％ と高い穿孔率の報告[10]があります．

これらの合併症を低減させるために開発されたのが CO_2 レーザーを用いた ESD です．これは CO_2 レーザーが水によく吸収される特性を生かした治療手技[11]で，内視鏡の生検チャンネル内に挿入して使用する CO_2 レーザーを導光するための中空ファイバーも開発されました．神戸大学の消化器内科グループと大阪大学の工学部の共同で開発された画期的な方法です[12]．

通常の ESD で行われているように，粘膜下に生理食塩水またはヒアルロン酸ナトリウム溶液（ムコアップ®）を注入して病変部を盛り上げ，癌の辺縁から 5 mm 以上離して安全域を確保します．次いで，切離線を CO_2 レーザーで粘膜切開し，さらに粘膜下層をレーザー照射しながら剥離する手法です．ブタを用いた動物実験の結果では穿孔することなく，安全で優れたものでした．上述したように CO_2 レーザーは生理食塩水ないしムコアップ® の主成分である水によく吸収され，筋層への影響は軽微でした[11]．内視鏡的治療において重要な点は病変を一括切除することだけでなく，詳細な病理学的評価に耐えうる質の高い切除を行うことです[12]が，その点においても電気メスによる ESD より CO_2 レーザーによる ESD は，熱凝固による組織損傷も少なく優れていました．

この手法は非接触照射で行われているため，レーザー照射のぶれによる粘膜切開の不安定性が危惧されますが，先端のアタッチメントを長くするなどの工夫で，アタッチメントを病変に密着固定させることで安定した切開が行えるようになりました．今後，至適なパワー密度の設定や照射時間の上限の確認などが必要になるでしょう．

CO_2 レーザーを用いた ESD が，ヒトにおいても電気メスより安全性が高いことが明らかとなれば，十分臨床に応用できると思われます．技術の卓越した日本の内視鏡医だけでなく，諸外国の医師でも安全に施行できれば，壁の薄い大腸[13]や十二指腸の病変にも適用が拡がります．現在，承認取得への準備が進んでいます．

2 歯科，口腔領域におけるレーザー治療

　　口腔は狭い領域に歯，顎骨，神経，血管などが解剖学的に複雑に存在しており，レーザー照射を行う際には，それら臓器に損傷をきたさないよう安全に留意しなければなりません．

　　歯科，口腔領域におけるレーザーの主な用途は，歯肉，舌など口腔軟組織に発生する腫瘍や嚢胞の処置や手術における切開，止血，凝固，蒸散と，Er:YAG レーザーによるう蝕（むし歯）軟化象牙質の除去，歯石除去などです．

　　歯科用レーザー機器が普及し，使用頻度が高くなるにつれ，近年，歯槽膿瘍の切開，消炎処置や口腔内の手術に歯科用レーザーを用いたところ，頸部から縦隔にまで及ぶ皮下気腫をきたしたとの報告が散見されています．膿瘍のように閉鎖腔となるような部位でレーザー照射を行うと，冷却のためのアシストエアーがレーザーハンドピース，チップ先端より放出されるため，腔内の局所内圧が高まり，解剖学的組織間隙を経て広範囲に及ぶ皮下気腫が発生する危険性があります．使用する機器の特性や添付文書に記載されている警告内容について予備知識があれば，このような事例は回避できるはずです．

A. 歯科，口腔領域におけるレーザー治療の現状

　　現在，医薬品医療機器等法で承認されている歯科用レーザー機器は，Er:YAG レーザー，CO_2レーザー，Nd:YAG レーザー，半導体レーザーの 4 機種です．いずれの機種も切開，凝固，止血，蒸散が適応ですが，比較的小さな範囲を対象とする口腔の小手術や処置に効能が発揮できるように特化した装置です．

　　歯科用レーザーが国内において製造販売されるようになり20数年になりますが，承認機器の累積販売台数は 4 万台を超え，歯科診療所・施設数（政府統計 医療施設動態調査:2014［平成 26］年 5 月末における概数 68,788）との比率から，約 2/3 近くの施設で保有していると推定されます（2015 年現在）．

　　中でも Er:YAG レーザーは軟組織への使用以外にも硬組織の蒸散能に優れ，歯の切削もしくは歯石破砕，除去などの用途に適しています．Er:YAG レーザーは，う蝕歯の無痛的窩洞形成および歯周外科手術時に歯根面に付着した歯石の除去，デブライドメント（郭清）が保険適用となっており，適正な使用方法および安全対策について関係学会より学会見解論文，ガイドラインが作成されているので，日常臨床に役立ててください[14~16]．

　　ほかに海外製の歯科用 Er,Cr:YSGG レーザー装置やレーザーの発振部をレーザーハンドピースに内蔵することにより，導光によるエネルギー減衰を回避した新しいタイプの Er:YAG レーザー装置が開発されており，歯の硬組織を対象とした使用目的で普及していますが，国内においてはいずれの装置も未承認です．

　　LLLT（低レベルレーザー治療，本章⑦参照）の臨床応用については，顎関節症，象牙質知覚過敏症の疼痛緩和，末梢性神経障害による神経賦活，口内炎の治療などの応用に関して多数の報告があり，国内においても，かつては LLLT の用途に承認された歯科

用半導体レーザー，He-Ne レーザー装置が製造販売されていました．しかし現在では，承認の得られた歯科用半導体レーザー機器が1機種のみ販売されています（2015年現在）．

B. 歯へのレーザー照射と熱的影響

　1960年に Maiman がレーザーの発振に成功して間もなく，Stern，Goldman らがルビーレーザーを歯に照射し，う蝕を治療する試みを報告しましたが，歯を切削する効果は得られませんでした．引き続き臨床に供されてきた CO_2 レーザー，Nd:YAG レーザー，半導体レーザーも歯の硬組織を切削するのには適しておらず，照射パワーを上げるとエナメル質に亀裂が生じたり，歯髄への熱影響がみられるなどの弊害がありました（図2）．その後，Er:YAG レーザーが注目され，蒸散により歯の構成成分である硬組織（エナメル質，象牙質）の切削が可能なことから，多くの基礎的研究，歯科用の機器開発が行われ，臨床応用されるようになりました．

　Er:YAG レーザーは波長 2.94 μm で水の吸収が高く（図3），生体組織の蒸散能力に優れ，照射部位表層に限定して蒸散が行われるため，レーザーの熱エネルギーの周囲組織への影響が少なく，歯の切削に適したレーザーです．

　近年では，先にも述べた Er, Cr:YSGG レーザーをはじめ Er:YAG 系のレーザーが歯の硬組織を対象とした装置として海外において製品化されています．ほかにもパルス発振の Nd:YAG レーザーなども製品化され，研究途上にあるレーザー装置がいくつか報告されています．

C. 安全対策と事故防止

　歯科治療においてレーザーを使用する際の安全対策と事故防止について注意すべきこ

図2　歯および歯周組織

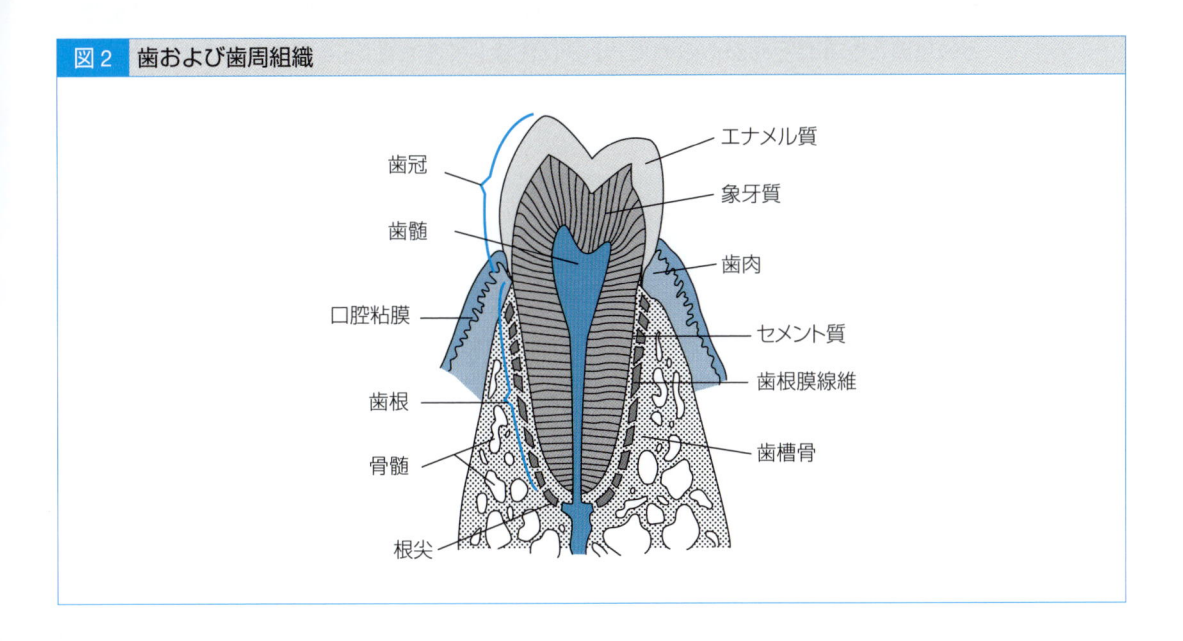

図3 レーザーの水に対する吸収スペクトル

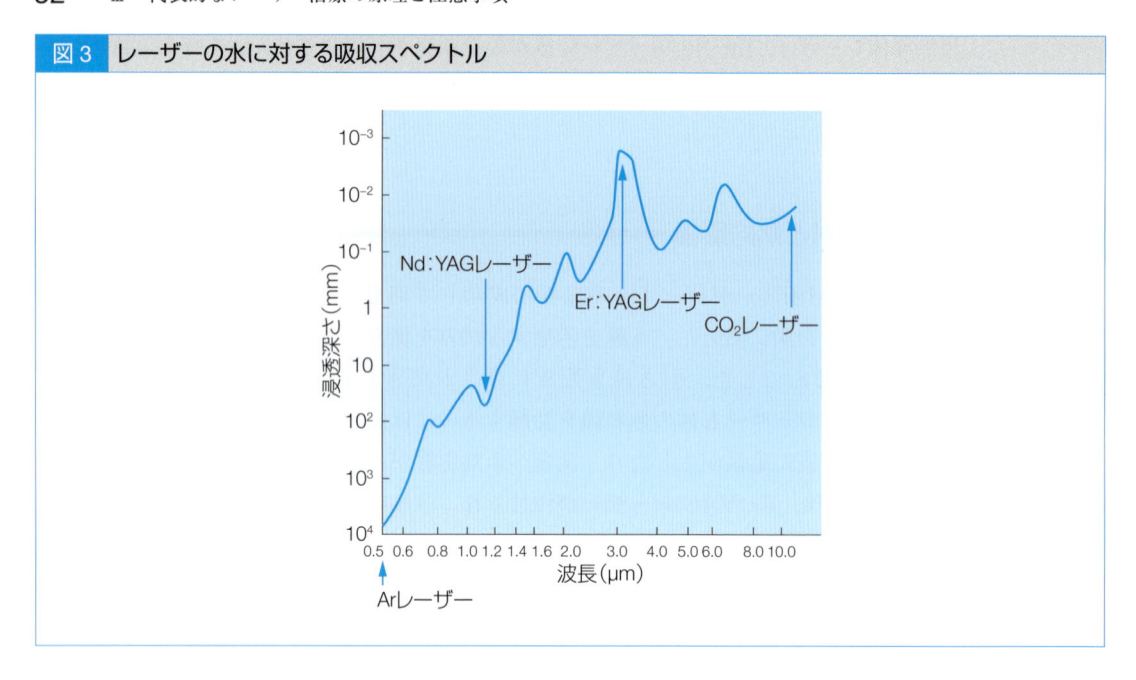

とは，他の領域で遵守すべき基本的事項と同一ですが，口腔周辺は眼に近いので，患者の眼に対する保護にはとくに注意が必要です．以下に歯科，口腔領域特有の事例をあげるので，安全対策と事故防止の参考にしてください[17〜20]．

1. 歯，歯周組織周辺への過剰照射，熱的損傷

　口腔は，狭小な範囲に歯，顎骨，血管，神経などが複雑に位置して構成されており，レーザー照射部位および周囲組織の過剰照射による熱的損傷の防止を図る必要があります．レーザーの特徴をよく理解し，また照射部位，隣接組織の解剖を熟知して使用に臨むべきです．レーザー装置によっては，添付文書に「レーザー光の過度の照射は腐骨などの原因となるおそれがあるので，十分に注意してください」と警告記載されています．

　また水で濡らしたガーゼで照射部位周辺を保護し，周囲健常組織への照射を回避するのも一法です．

2. 歯科用金属冠，鋼製手術器具への誤照射

　歯科用の金属製材料により，歯冠補綴，修復処置が施されていることがあります．このような場合，レーザー光が金属冠，修復物に誤照射されると，口腔内のほかの部位へレーザー光が反射するので注意が必要です．鋼製手術器具への誤照射も同様に注意が必要です．対策としては，非接触でレーザー照射をしない，黒色にコーティングされた専用の器具を使用することなどが有効です．

3. 全身麻酔中の気管内挿管チューブへの誤照射

　全身麻酔中の気管内挿管チューブへレーザーが誤照射された場合，チューブを貫通し麻酔ガスに引火すると致死的な事故になります．レーザー手術が普及し始めた時期に，

このような認識があまりなかったころには，CO_2レーザーを用いて非接触で照射中に誤ってチューブを貫通させてしまい事故にいたった事例が報告されています.

対策としては，気管内挿管チューブに近接した部位においてレーザー照射を行う際には，水で濡らしたガーゼでチューブ周辺を保護するか，レーザー手術専用の気管内挿管チューブの使用が推奨されますが，高価なのが難点です. 接触法による操作では，チューブを貫通するほど損傷することは考えにくいのですが，非接触照射による操作では治療対象域をはずれ，誤って損傷する可能性は否定できません.

4. 皮下気腫の発生

歯科用レーザー機器を使用して，歯槽膿瘍切開，口腔内の手術を行ったところ，皮下気腫が発生したとの報告がみられます[21~23]. この原因は明らかで，局所閉鎖腔となるような環境下においてレーザーを使用すると，レーザーハンドピース，チップ先端部付近より放出される冷却用アシストエアーにより照射部位の内圧が高まるため，皮下気腫が発生します. レーザーハンドピース，先端チップなど付属品の構造上の問題点やエアー流量をスイッチでコントロール（停止を含めて）できるように装置の改良が図られてきていますが，使用者はこの偶発症の可能性について熟知しておくべきです.

過去には，歯科用CO_2レーザー，Er:YAG レーザー，Nd:YAG レーザー装置の使用により皮下気腫が発生した事例について報告されていますが，歯科用半導体レーザーを使用し皮下気腫が発生したという報告はありません. 国内で製造販売されている歯科用半導体レーザー装置には，エアーによる冷却機能を備えていないためです.

また機種別の頻度としてはCO_2レーザーを使用した事例が多く報告されていますが，国内における歯科用CO_2レーザー装置の普及率が高いためと推定されます. 添付文書の警告欄に「体腔内，管腔内および口腔内でアシストガスを使用する場合は，常に体管口腔内圧が高くならないように注意すること. ［皮下気腫を起こす恐れがあります］」と具体的な注意喚起や膿瘍腔でのエアー放出型チップの禁止を明記している装置があります. 気腫が局所にとどまっていれば，安静と抗菌薬の投与により感染防止を行い経過観察により消退していきますが，広範囲で重篤な気腫の場合にはICU管理を要することもあり[24,25]，迅速な判断と対応が必要となることがあります.

3　皮膚領域におけるレーザー治療

　　皮膚領域におけるレーザー治療の適応疾患は，レーザーの機種で決まるのではなく，レーザー光の波長と照射時間で決まります．治療においては，正しい診断を行うことが重要であり，正しい診断ができれば，どの波長と照射時間を有するレーザーを使用すればよいのかを決めることができ，またそのレーザー治療の効果を予測することができます．疾患やレーザー治療の原理を正しく理解し，レーザー機器を使い分けることが重要です．

A.　皮膚領域におけるレーザー治療の特徴

　　皮膚領域におけるレーザー治療には，特定の色素を有する細胞や組織をレーザー光によって選択的に破壊する治療（Selective Photothermolysis：SP，［選択的光熱融解[*1]］の概念に基づいた治療）と，レーザー光の有する熱エネルギーによって非特異的な組織の変性・壊死などを生じさせる治療などがあります．前者はあざに対しての治療に利用されており，メラニンが増加する色素性病変や血管腫や血管奇形などの血管病変，レーザー脱毛などに臨床応用されています．後者は組織の切開，蒸散，凝固，止血に利用され，小腫瘤の焼灼や真皮の非特異的熱損傷による皮膚の若返りなどに臨床応用されています．
　　皮膚内の代表的な光吸収体（治療対象となる標的色素）には，メラニン，ヘモグロビン，水があります．レーザー治療では，標的色素への選択的な吸収波長や標的色素の皮膚内での存在部位や大きさなどにより，至適な波長，照射時間の選択，そして照射エネルギー密度の設定が重要になります．皮膚領域のレーザー治療は，適応疾患が多いため，他の部位のレーザー治療に比べ，使用できるレーザー治療機器の種類が多いのが特徴です（表2）．
　　皮膚領域におけるレーザー治療は，レーザー光による光熱的作用による治療が中心ですが，光機械的作用，光化学的作用，LLLTなどの，別の作用を利用した治療も広く行われています．
　　新しい治療方法の開発と工学技術の進歩によりさまざまな技術が生まれてきています．微小なビーム径のレーザー光を一定の密度で照射し，その後の皮膚の創傷治癒機転によって皮膚のリサーフェシング効果を出すフラクショナルレーザー療法や，疼痛，熱傷などの副作用を軽減させるための各種皮膚冷却方法が考案され，実用化されています．

B.　選択的光熱融解（Selective Photothermolysis：SP）の理論

　　特定の色素が存在する部位に，その色素に吸収される波長の可視光線～近赤外線を照

[*1] Selective Photothermolysis（SP）の訳語に関してはさまざまな見解がある．物理学的には選択的光熱分解と訳されるが，本章では皮膚科・形成外科領域で慣用的に使用されている観点から選択的光熱融解と記載している．

表2　皮膚領域で使用するレーザー治療機器と適応疾患

レーザーの種類	波長（nm）	発振形式	適応疾患
アルゴン	514.8，488	cw	血管病変
色素	585，595	pulse	血管病変，色素性病変
ヘリウムネオン	632.8	cw	創傷治癒促進，鎮痛
ルビー	694.3	pulse	色素性病変，脱毛など
アレキサンドライト	755	pulse	色素性病変，血管病変，脱毛など
半導体	830，980，1,450 など	cw, pulse	脱毛，創傷治癒促進など
Nd：YAG	532，1,064 1,320，1,440，1,444 など	cw, pulse	色素性病変，血管病変，脱毛，リサーフェシングなど
Er：Glass	1,550	pulse	切開，蒸散，リサーフェシング
Er：YSGG	2,790	pulse	切開，蒸散，リサーフェシング
Er：YAG	2,940	pulse	切開，蒸散，リサーフェシング
炭酸ガス	10,600	cw, pulse	切開，蒸散，リサーフェシング

IPL について（1）

　皮膚科領域で用いられている光治療器の光源はキセノンフラッシュランプであり，これを IPL（Intense Pulsed Light）と呼んでいます．照射強度は短波長の可視光線で高く，幅広い波長の光（400～1,200 nm）を照射できます．種々のフィルターを用いることにより不要な波長をカットして照射することができます．レーザーと異なり，コヒーレントな光（p.11 参照）ではありません．パルス幅はナノ秒やマイクロ秒ではなく，ミリ秒と長いのが特徴です．またレーザーと異なり，1 ショットで広範囲の面積に照射できます．波長域，出力，パルス幅，delay を挟んだ複数ショット（1 回の発射スイッチの ON で 1 回目の照射後，ミリ秒の停止を経て，2 回目の照射など複数回の照射ができる）の設定が可能です．血管病変と色素性病変の両方の治療ができ，また光老化の治療にも使われています．

　血管病変を治療する場合には，酸化ヘモグロビンに吸収される波長域の光（p.56 参照）をミリ秒のパルス幅で照射することにより血管を凝固させることができます．ただし，この波長域の光はメラニンにも吸収され，熱により表皮細胞に損傷をきたすので，接触型冷却装置や冷えたジェルを適用して照射する必要があります．熱刺激で表皮のターンオーバーを促進することにより，表皮に沈着しているメラニンを除去できるので，色調の薄い老人性色素斑や雀卵斑，肝斑の治療にも用いられています．メラノサイトを選択的に破壊することはできないので，真皮の色素性病変の治療には使えません．近赤外域の波長の光が含まれていると，水分への作用と熱作用により膠原線維を増生させて，小じわや皮膚のはり，きめを改善させることができます．高齢者の顔全体の皮膚の若返りを目的として繰り返し照射する場合は，日光角化症などの皮膚癌の有無に注意し，疑わしい病変がみられた場合には，皮膚生検を行って診断を確定して治療していく必要があります．

射すると，光エネルギーはその色素に吸収され，大部分が熱エネルギーに変換され，光を吸収した物質の温度上昇がみられます．やがて時間とともに熱の拡散が起こり，周りの組織と熱の平衡状態に達します（図4）．したがって，光照射により組織内の特定の構造物を選択的に熱融解するためには，以下に示す波長，照射時間（パルス幅），照射エネルギーの三つの条件を満たす光を照射しなければなりません．このような治療指針は選択的光熱融解（Selective Photothermolyis：SP）と呼ばれています．

1. 波　長

　色素病変ではメラニン，血管病変ではヘモグロビンが病変部皮膚の色調の変化をもたらす色素なので，これらの色素に選択的に吸収される波長の光を照射しなければなりません．そこで，これらの色素の吸収波長を調べてみると，メラニンは，可視光であれば吸収係数は，どの波長の光も比較的高い値を示しますが，波長が長くなるほど低下するので，波長が短いほうが有効性が高いことになります（p.24，図5）．一方，酸素化ヘモグロビンは波長418，542，577 nm 付近に吸収ピークを有するので，血管腫に対しては，これらいずれかの波長の光が有効と考えられます（p.25，図6）．

　しかし，光の深達長も考慮する必要があります．一般に光の中では近赤外線が皮膚の最深部に達し，それより波長が短くなるほど光は深部に届かなくなります．したがって血管病変の治療に際しては，上記三つのピークの波長のうち，より深部に到達することが可能な 577 nm の波長の光がよいことになります．さらに最近は，より皮膚深部に到達可能な波長 595 nm の光が使用されています．

2. 照射時間（パルス幅）

　目的とする色素に吸収される可視光を照射しただけでは，色素病変を選択的に熱融解することはできません．それはレーザーを照射し続けることにより，色素に吸収された

図 4　特定の色素に吸収される光を照射した場合の光エネルギーの推移

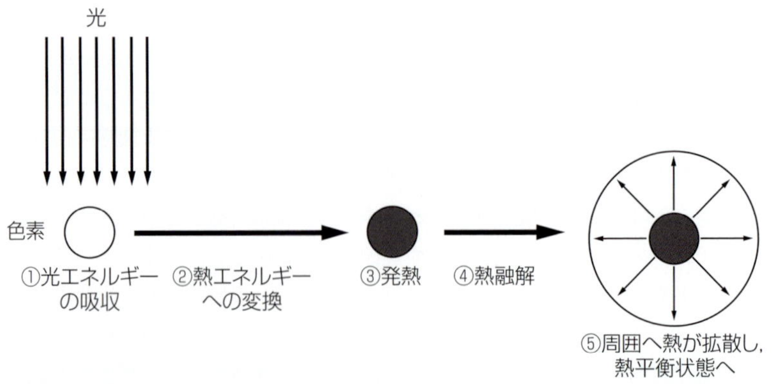

特定の色素が存在する部位に，その色素に吸収される光を照射した場合，①光は色素に吸収される．そして②光エネルギーは熱エネルギーに変換され，③その色素が熱せられる．やがて④熱せられた色素が熱融解し，⑤色素の温度が下がると同時に，周りの組織に熱が拡散し平衡状態となる．

表3　レーザー光のパルス幅と波長による適応疾患の目安

パルス幅（照射時間）	波長（nm）	適応	瘢痕形成
ピコ秒（ps）	532〜1,064	色素性病変	−
ナノ秒（ns）	532〜1,064	色素性病変	−
マイクロ秒（μs）	532〜1,064	色素性病変（表皮内のみ）	〜　+/−
	532〜1,064	血管病変（毛細血管）	〜　+/−
ミリ秒（ms）	532〜1,064	色素性病変（表皮内のみ）	〜　+/−
	532〜1,064	血管病変（毛細血管〜静脈）	〜　+
	694〜1,064	脱毛	+/−
	532〜10,600	skin rejuvenation	+/−　〜
秒レベル以上	10,600	腫瘤の焼灼	+/−　〜

「−」(なし)，「+/−」，「+」(あり) の順に程度が大きくなることを表わす．

　熱エネルギーが周りに拡散し，目的としない周りの細胞，組織にも熱傷害を及ぼすからです．それを防ぐためには，レーザー光の照射により発生する熱エネルギーを目的とする対象物（ターゲット）に限局させる必要があります．そのためには，ターゲットに吸収された熱の半分が周りの組織に拡散するのに要する時間（熱緩和時間：thermal relaxation time）よりも短い時間内にレーザー照射を終了させなければなりません．このことにより熱エネルギーをターゲットとに限局させ，その周りの組織の熱傷害を少なくすることができます．熱の拡散理論から，皮膚の毛細血管の熱緩和時間は，おおよそ480マイクロ秒（μs），メラノゾームの熱緩和時間は50ナノ秒（ns）と計算できます．つまり，細胞レベルの選択的熱融解を生じるためにはマイクロ秒，メラノゾームのような細胞内小器官の選択的熱融解を生じるためにはナノ秒の短いパルス光でなければなりません．パルス幅が400ピコ秒（ps）以下になると光熱作用でなく，光機械的作用によるメラノゾームの選択的破壊が可能となってきます（表3）．

3. 照射エネルギー

　目的とする細胞または組織を熱融解するのに十分な高いエネルギーで照射しなければなりません．パルス照射では熱の拡散が抑えられるため，色素近傍のみに限局した熱変性がみられます．

C. 選択的光熱融解（Selective Photothermolysis：SP）の応用

1. 色素性病変に対するレーザー治療

　可視光であれば，どの波長の光もメラニンに対して比較的高い吸収係数を示しますが，波長によって皮膚深達長が異なります．また瘢痕を生じさせないためにパルス幅は，メラノゾームの熱緩和時間である50 nsより短くなければなりません．このような条件を満たすレーザーとして，2020年現在，表4，5のようなQスイッチレーザー，ピコ秒レーザーが発売されています．

表4　色素性皮膚病変の治療に有効なQスイッチレーザーの比較

レーザーの種類	ルビー	アレキサンドライト	Nd：YAG
波長（nm）	694	755	532/1,064
深達度	＋＋	＋＋＋	＋/＋＋＋＋
メラニンへの吸収	＋＋＋	＋＋	＋＋＋＋/＋
パルス幅（ns）	20〜40	50	3〜10

「＋」の数が多いほど大きいことを表わす.

表5　色素性皮膚病変の治療に有効なピコ秒レーザーの比較

レーザーの種類	アレキサンドライト	Nd：YAG
波長（nm）	755	532/1,064
深達度	＋＋＋	＋/＋＋＋＋
メラニンへの吸収	＋＋	＋＋＋＋/＋
パルス幅（ps）	550〜750	275〜750

「＋」の数が多いほど大きいことを表わす.

図5　選択的光熱融解拡張理論

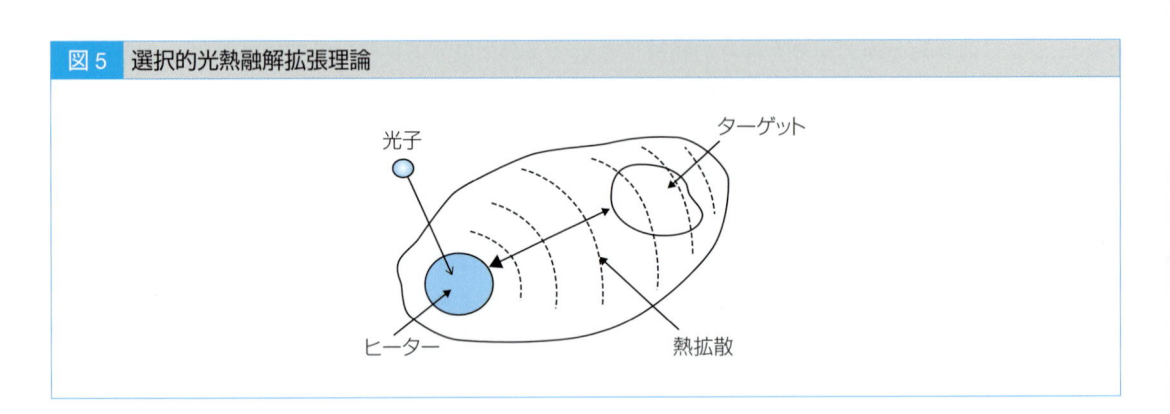

2.　血管病変に対するレーザー治療

　血管病変のレーザー治療では，ヒーター（赤血球）とターゲット（血管壁）は離れているため，ヒーター（赤血球）からターゲット（血管壁）まで熱が伝わる時間が必要となり，熱緩和時間よりも短い時間内にレーザー照射を終了してしまうと，ターゲット（血管壁）は十分には熱融解されません．このようにヒーターとターゲットが離れている場合は，ヒーターからターゲットまで熱が伝わる時間を考慮しなくてはなりません（選択的光熱融解拡張理論：Extended Theory of Selective Photothermolysis, 図5）．現行の色素レーザーは，太い血管も治療対象ですが，短いパルス光を短時間に繰り返し照射することによってターゲットへの熱の蓄積を起こし，見かけ上のパルス幅を長くしたもので，単パルスのレーザー装置ではありません．

　一般に血管病変用のレーザーの波長は主として595 nmになっていますが，この光の皮膚深達長には限界があるため，深部に存在する血管には効果がありません．また血流量が多いと，レーザー光の熱エネルギーが血流によって運び去られてしまい，治療効果が低下します．このように血管病変の治療には，血管の存在する深さ，血管の太さ，血流の速さ，血管壁の厚さ，赤血球密度などがレーザー治療の有効性に影響を与えます．

図6	レーザー（光）脱毛の原理

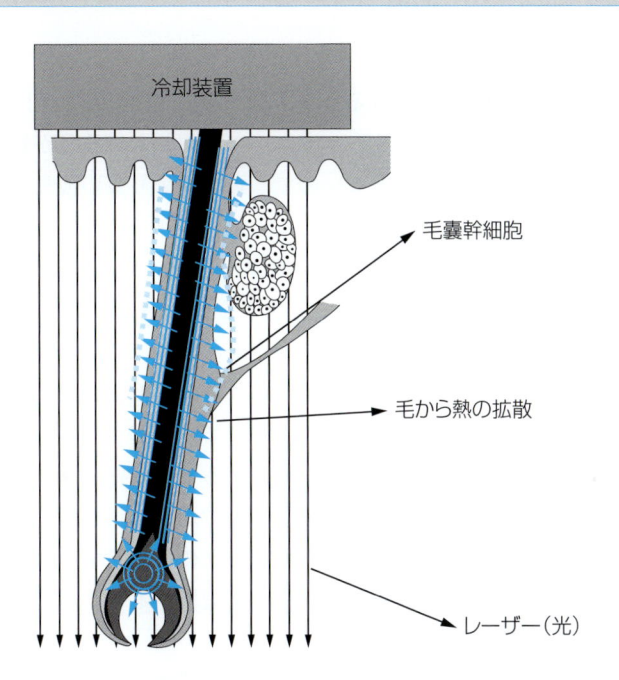

毛に吸収された光は熱エネルギーに変換され，熱は毛から毛包に伝わる．毛包の最外側に毛を作る毛嚢幹細胞（follicular stem cell）があるので，その細胞が熱変性をきたして，死滅すると永久脱毛となる．表皮にもメラニンが存在するので，表皮の熱変性を防ぐために表皮の冷却装置が必要となる．

また色素レーザーはメラニンにも吸収されるので，通常，表皮を冷却する装置が備え付けられています．

3. レーザー脱毛

　メラニンを含有している毛に可視光〜近赤外線のレーザーを照射すると，レーザー照射により発生する熱エネルギーは毛から毛嚢に拡散し，毛嚢に存在する follicular stem cell（毛嚢幹細胞）を破壊し，長期脱毛をきたします（図6）．follicular stem cell（ターゲット）は外毛根鞘の最外層に存在し，ヒーターである毛から離れているので，この場合もレーザーのパルス幅を長くしなければなりません（選択的光熱融解拡張理論：Extended Theory of Selective Photothermolysis）．レーザーによる脱毛にはパルス幅が約3〜50ミリ秒が理想的といわれています．しかし，この場合も表皮に対する熱影響が大きくなるため，皮膚表面を冷やす冷却装置が必要です（コラム，p.60参照）．IPL（コラム，p.55参照）などの高出力パルス光発生装置による光脱毛も，ミリ秒のパルスレーザーによるレーザー脱毛と治療原理は同じです．

　各治療の詳細，補足事項については以下のD〜F項で述べます．

D. 色素性病変に対するレーザー治療

1. 治療の原理

　色素細胞に特異的に産生されるメラニンが吸収体（chromophore）となる光を照射することで治療が可能となります．メラニンの吸収係数は波長が短いほど高いのですが，紫外光は真皮深層には到達できないので，可視光より長い波長の光が用いられます．さらに，血管の傷害を起こさないためには，ヘモグロビンにあまり吸収されない 630 nm 以上の波長の光が望ましいことになります．メラノソームの熱緩和時間はおよそ 50 ns ですので，これより短いパルス幅で照射することができる Q スイッチルビーレーザー（694 nm），Q スイッチアレキサンドライトレーザー（755 nm），そして Q スイッチ Nd：YAG レーザー（532，1,064 nm）が用いられます．波長が短いほどメラニンの吸収係数が高く，一方，波長が長いほど皮膚の深層にまで到達させることができます．

　低いフルエンスで上記のレーザーを照射すると，成熟メラノソーム（メラニンを多く含有したメラノソーム）を選択的に破壊しますが，色素性病変にレーザーを使用する目的は，大部分メラニン含有細胞を破壊することにあります．この場合，フルエンスを高くすることで，選択的にメラニン含有細胞を破壊することができます．

コラム

皮膚冷却について

　現在の脱毛レーザー治療や血管病変のレーザー治療では，皮膚冷却を併用しています．脱毛レーザー開発当初は，表皮の熱緩和時間より長く，毛包の熱緩和時間以内のパルス幅であれば，皮膚冷却は不要であると考えられていました．しかし，皮膚と毛のメラニン含有量の多いアジア人では，脱毛レーザーで容易に熱傷を起こし，治療後に色素異常や瘢痕形成が頻発しました．そのため，レーザー照射と同時に表皮を冷却して，表皮の損傷を軽減させる種々の冷却方法が開発されました．

　皮膚冷却方法は接触式と非接触式に大別され，さらに非接触式は送風式と吹付式の二つに分類されます．それぞれの冷却方法には欠点があります．接触式皮膚冷却は，冷却面がうまく接触できなければ効果がありません．送風式は，室温や時間，場所によって冷却のばらつきが出ます．吹付式は，ハンドピースを傾けると冷却される場所に違いが出ます．

　皮膚冷却を使用する代表的レーザー治療は，脱毛と血管病変の治療ですが，皮膚冷却を使用しても，日焼けをしている患者を安全に治療できるわけではありません．脱毛治療時には剃毛する必要があります．血管病変を治療するときに接触式冷却装置を強く押し当てると血流が減少し，治療効果が変わってしまいます．せっかく冷却装置を使用しても，使い方が正しくなければ意味がありません．レーザーの操作と同じく，皮膚冷却も欠点を理解して正しく使用しましょう．

	冷却温度	角度の影響	圧による血管閉塞
接触式	一定	＋＋	＋/－〜＋
非接触式（吹付式）	一定	＋	－
非接触式（送風式）	ばらつきがある	＋/－	－

「－」（なし），「＋/－」，「＋」，「＋＋」の順に程度が大きくなることを表わす．

2. 各種疾患に対するレーザー治療

真皮にメラノサイトが存在する太田母斑, 異所性蒙古斑に対しては, メラノサイトを破壊するためには前述の Q スイッチレーザー照射による治療を行います. ただし, 異所性蒙古斑は自然消退するものもあるため, レーザー治療の適応としては, 部位や色調など整容的側面を考慮して判断する必要があります. 繰り返し照射する場合には, 表皮のメラノサイトも破壊するために, 脱色素斑が生じるリスクを伴います.

扁平母斑は表皮基底層にメラニン沈着がみられ, 褐色斑を呈します. Q スイッチルビーレーザー照射により, メラニンを含有したケラチノサイトとメラノサイトを破壊することにより, 色調の改善がみられますが, 毛包由来のメラノサイトの活性化による再発をコントロールすることがむずかしく, 短期間に繰り返し照射することで脱色素斑が生じることがあり, 必ずしも Q スイッチレーザー照射が有効でない場合があることを認識しておく必要があります.

老人性色素斑は, 表皮でケラチノサイトとメラノサイトの増殖を伴い, メラニン生成が亢進して形成された色素斑で, Q スイッチレーザー照射により, これらの原因となる細胞を破壊することで改善させることができます. ただし, メラニン含有細胞の層が厚い病変では, 上層しか破壊できないために, 1 回の照射で病変を除去することができない場合があります.

肝斑はケラチノサイトの増殖を伴わず, メラノサイトの軽度の増加と表皮におけるメラニンの沈着, そして真皮浅層におけるメラノファージにより形成される色素斑です. メラニン含有細胞を破壊せず, 選択的にメラノソームのみを破壊するような低フルエンス Q スイッチ Nd:YAG レーザーを繰り返し照射することにより, 色調を改善させることが可能です. ただし, 肝斑は光老化のために基底膜に損傷を受け, 表皮メラノサイトが真皮側に偏在しており, 細胞死を起こしやすい病態にあるので, メラノサイトを破壊するような高いフルエンスで照射すると脱色素斑が生じるリスクを伴うので, 注意して治療を行う必要があります.

近年開発されたピコ秒レーザーは, ピコ秒レベルの短いパルス幅と高いピークパワーによって, 標的色素に対して光機械的作用を起こさせることが可能であり, 刺青治療に対する有効性が示されています.

E. 血管病変に対するレーザー治療

血管病変に対するレーザー治療の機序として, まず病変部位にレーザー照射を行うと, レーザー光が赤血球に含まれるヘモグロビンに吸収されることによって, 光エネルギーから熱エネルギーへと変換されます. その熱エネルギーが, 毛細血管の血管壁へ拡散し損傷させることによって, 血管が破壊され治療効果を得ることができます (図 7). 色素性病変に対する Q スイッチレーザー治療とは異なり, 血管壁へ十分な熱損傷を与えることができるだけの照射時間 (パルス幅) が必要となるため, 治療の際には一般的にパルス幅の長いレーザーが用いられます. パルス幅の設定は疾患によって異なりますが, 疾患に対してパルス幅が短すぎると熱エネルギーの拡散が小さくなり, 血管壁に十分熱損傷を与えることができないため治療効果を得ることができません. そのため,

図7　血管病変に対するレーザー治療のメカニズム

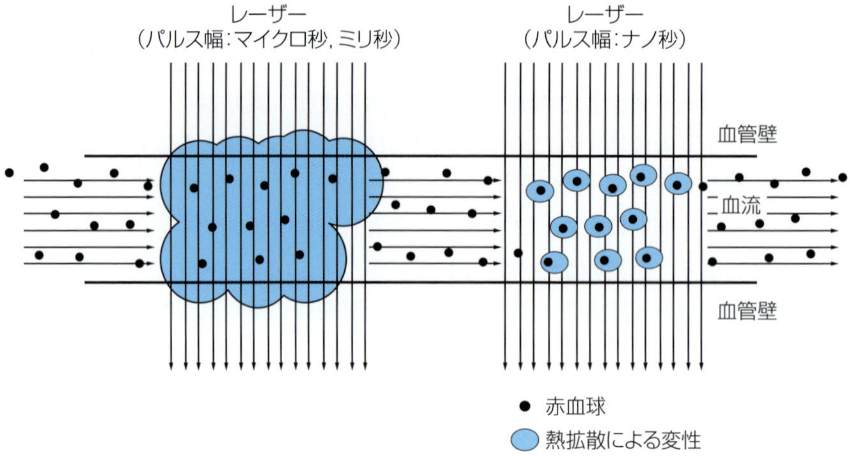

赤血球に吸収されたレーザー光は熱エネルギーに変換され，やがて赤血球から周りの組織に拡散する．赤血球から拡散した熱エネルギーが血管壁を破壊すると血管病変の治療になる．

血管病変のレーザー治療にはある程度長いパルス幅が必要となります．

　代表的なレーザー機器は，ヘモグロビンの吸収率が高く，パルス発振が可能な色素レーザー（波長：585〜595 nm）や Nd：YAG レーザー（波長：1,064 nm）となります．ただし，それらのレーザー波長は表皮メラニンへの吸収域と重なり，またメラニンのみを標的とする Q スイッチレーザーとは生体反応が異なるため，それらのレーザー光のメラニン吸収による表皮への熱損傷を考慮する必要があります．そのため，治療の際には，照射直前に表皮を冷却して皮膚を保護する皮膚冷却装置を用いて行います（レーザー機器によっては皮膚冷却装置が装備されているものもあります）．

　レーザー治療の対象となるのは，いちご状血管腫（乳児血管腫）や単純性血管腫（毛細血管奇形）といった乳幼児期から発症する血管病変や毛細血管拡張症，および肥厚性瘢痕・ケロイドなどといった病的に毛細血管が拡張している疾患となります．治療効果は，毛細血管内腔の大きさや血管壁の厚さ，および血流の速さやヘモグロビンの量などによって異なるため，疾患に応じたレーザー機器の選択や照射設定が必要です．また治療に際して，疾患に適していない照射設定（照射エネルギーおよびパルス幅）や過剰な重複照射，および皮膚冷却が行われない場合などでは，血管壁周囲にまで過剰に熱エネルギーが拡散することで瘢痕形成をきたす可能性があります．そのため，照射設定の確認や，照射方法および照射後の反応を十分に確認しながら治療を行うことが大切です．

F．レーザー脱毛

　レーザー脱毛では，標的部位が毛そのものでなく，毛幹周囲のバルジ領域に存在する毛嚢幹細胞となります．毛のみを破壊しても，毛嚢幹細胞が生存していれば，持続的な脱毛は得られないからです．しかしそのバルジ領域ないし毛嚢幹細胞には選択的な吸収

特性がありません．そのため，選択的な吸収特性を有する毛のメラニンにレーザーを吸収させて発熱させ，拡散した熱エネルギーにより毛嚢幹細胞を破壊します．

　ヒーターである毛幹の熱緩和時間は 0.6〜9.6 ミリ秒などと報告されていますが，単純に Selective Photothermolysis を適用してレーザーのパルス幅をこれより短くすると，毛自体の加熱はできても，周囲への熱拡散が不十分となり，毛嚢幹細胞を十分に破壊することはできません．レーザー脱毛の標的となる毛嚢幹細胞は外毛根の最外層に位置しているので，レーザー脱毛に適用するレーザーのパルス幅は，毛幹の熱緩和時間より長くする必要があるのです．そのため，レーザーによる脱毛にはパルス幅が 3〜50 ミリ秒が理想的といわれています．

　レーザーが毛包内のメラニンに優先的に吸収されるためには，700〜1,000 nm 付近の波長が必要であり，アレキサンドライトレーザー（755 nm），半導体レーザー（810 nm），Nd:YAG レーザー（1,064 nm）が主として使用されています．

　レーザー脱毛の際に標的となるメラニンは，毛だけでなくレーザーの通り道となる表皮にも存在するため，治療の際には，その加熱が避けられません．そのため照射の際には皮膚冷却が必要になります（p.60 コラム参照）．

　また，毛幹の温度を一気に上昇させ毛幹とともに毛嚢幹細胞を損傷させる単パルス照射ではなく，低出力のパルス照射を高頻度に繰り返すことで，毛幹の急激な温度上昇を抑えつつ，緩やかにバルジ領域を温度上昇させ毛嚢幹細胞を損傷させる照射方法が考案され，臨床応用されています．

G. 非特異的な光熱作用による治療

　水に対して吸収係数の高いレーザーによる切開，止血，蒸散，凝固などを用いた治療について，治療原理（波長やパルス幅の選択理由），使用レーザー（CO_2, Er:YAG など），対象疾患について概説します．

1. CO_2 レーザー

　波長 10.6 μm の CO_2 レーザーは水の吸収係数が高いため，照射された組織は光熱的作用によって高温となり，非特異的な蒸散，凝固，止血および切開をきたします．このレーザーはパルス波モードのパラメーターを変更できる利点があり，照射時間や照射間隔を変更することで，周囲への熱影響を考慮した照射が可能です．Continuous Wave（CW）や各種のパルスモード（製造メーカーにより照射時間の設定が異なり superpulse モード，ultrapulse モードなどのさまざまな商用名がありますので注意してください）を使い分けることができます（図 8）．皮膚良性腫瘍，母斑の切除や瘢痕の改善などに対して使用されています．

2. Er:YAG レーザー

　波長 2.94 μm の Er:YAG レーザーは，CO_2 レーザー同様に水の吸収係数が高いレーザー機器です．パルス波レーザーであるため，CO_2 レーザーに比べ照射部位周囲の組織へは熱エネルギーが伝わりにくいため，組織損傷を低減できる利点があります．皮膚良

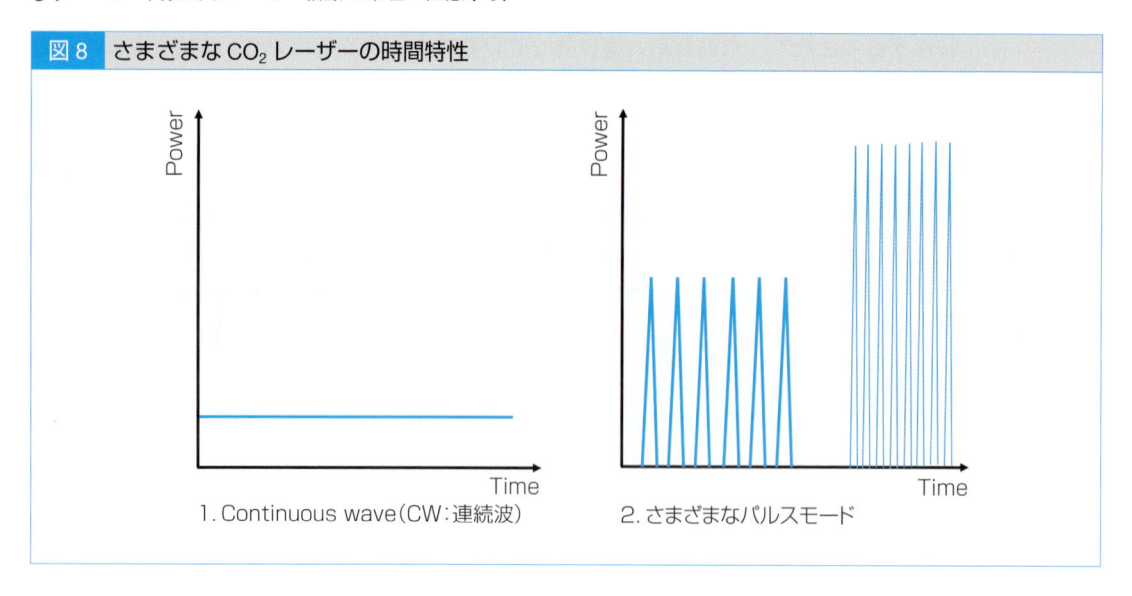

図8 さまざまなCO₂レーザーの時間特性

1. Continuous wave(CW:連続波)　　2. さまざまなパルスモード

性腫瘍の切除や蒸散，皮膚の蒸散や凝固による若返りなどの美容領域で臨床的に使用されています．

H. フラクショナルレーザーによる治療

　フラクショナルレーザー療法（Fractional Laser Skin Resurfacing：FLSR）は，2004年に Manstein ら[26]が報告しました（図9）．この方法は皮膚を面状に照射するのではなく，マイクロビーム（微小なビーム径のレーザー光）を一定の密度（間隔）で照射して，その後の皮膚の創傷治癒機転によって皮膚のリサーフェシング効果を出すという fractional photothermolysis 理論に基づいたレーザー治療法です．CO_2レーザーなどで皮膚の表面を蒸散させて剝皮し，新しい肌を再生させる従来の laser skin resurfacing は，治療直後より遷延する浸出液，紅斑，出血などのいわゆるダウンタイムが1週間以上にわたって続き，さらに東洋人では炎症後色素沈着のリスクも高くなります．しかし，FLSRは非照射部位を残しながら照射する総面積を絞り込むことができるので，熱傷害を最小限に抑えることができます．それによって後に生じるダウンタイムや副作用が少なく，複数回の治療によりリサーフェシング効果を得ることができます．フラクショナルレーザー治療は，リサーフェシング効果によって主にざ瘡後の陥凹性（萎縮性）瘢痕の治療や開大毛孔，小じわの改善目的に行われています[27]．

　FLSR 機器は，機種ごとに波長，照射時間，照射出力（エネルギー密度）や照射径（ビーム径）などが異なります．使用するレーザー機器によって，凝固型の non-ablative fractional laser（NAFL）と蒸散型の ablative fractional laser（AFL）の2種類に分類されます．NAFL 治療は円柱状に熱凝固層のみを生じ，組織蒸散を伴わない治療であるのに対して，AFL 治療は組織蒸散を伴い，蒸散層とその周囲に凝固層を形成します[27,28]．NAFL として使用されている波長は，1,320 nm，1,410 nm，1,440 nm，1,540 nm，1,550 nm，1,927 nm であり，照射径は100〜450 µm です．AFL として使用されている波長は，2.79 µm，2.94 µm，10.6 µm で，レーザーは，Er:YSGG，Er:YAG，CO_2の3種類が

図9 | ablative laser skin resurfacing（a）と fractional laser skin resurfacing（b）の違い

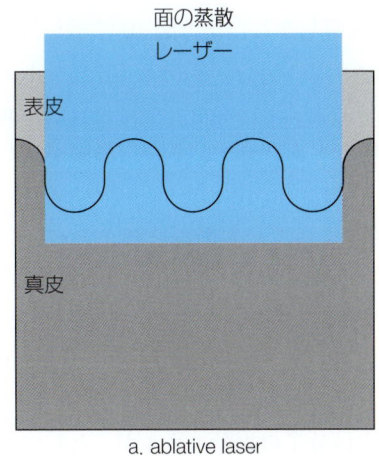
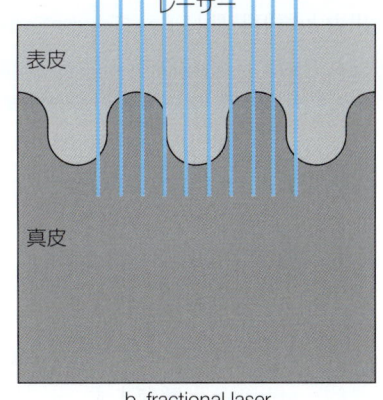

a. ablative laser   b. fractional laser

従来の ablative laser による laser skin resurfacing は，皮膚を面で除去するので瘢痕となるが，fractional laser skin resurfacing は目にみえない大きさの点で皮膚を除去するため，熱傷害による瘢痕は肉眼的にはほとんどわからない．

あります．蒸散層周囲の凝固層の厚さは，$10.6\,\mu m$，$2.79\,\mu m$，$2.94\,\mu m$ の順に薄くなります．照射径は $100\sim1,200\,\mu m$ です[28]．発煙するので，吸煙器は必須です．

　機器の照射設定によって臨床効果は変わりますが，一般的には，NAFL で照射する場合と比較して，CO_2や Er:YAG，Er:YSGG などのレーザー機器を使用した AFL で照射した場合のほうが治療効果は高くなります．しかし，AFL での治療はダウンタイムが比較的長く，まれに色素沈着がみられたり，ドット状の瘢痕が残存するなどの副作用もあります．治療効果を出したいために高出力，高密度照射を行ったり，症状が軽度の患者に，ビーム径の大きなフラクショナルレーザー機器を選択すると，このような副作用を生じることもあるので注意が必要です．最近では，低密度で1回の照射回数を増やす照射方法のほうが炎症後色素沈着や瘢痕のリスクを軽減できると報告されています．

4 フォトアブレーション（Photoablation）

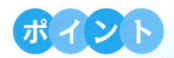

　フォトアブレーションは光の熱的ないし化学的作用によって組織を切開・切除する方法です．フォトアブレーションには通常，パルス波レーザーを使い，小さな照射部位に高出力レーザーを短時間照射し，エネルギーを集中させます．レーザーによるフォトアブレーションでは切開位置や深さを正確にコントロールできるうえ，標的部位周囲の傷害を抑制できます．

A. レーザーの生体作用とフォトアブレーション

　　第Ⅱ章でレーザーの生体作用について説明しましたが，図10に示したように，照射出力と照射時間によって，photodisruption（崩壊），photoablation（フォトアブレーション）[p.48 コラム参照]，vaporization（蒸発），coagulation（凝固），photochemical reaction（光化学反応）に分けて考える場合もあります．また，凝固が生じる温度より低温度（42℃程度）が比較的長時間続くと hyperthermia（温熱作用）を生じます．

　　熱緩和時間より長時間のレーザー照射によって，組織温度がタンパク質の凝固温度（約60℃）以上になると凝固を生じ，温度が100℃になると細胞・組織内の水が蒸発して細胞・組織は壊れます．そして短パルスレーザーが高出力で照射されるとフォトアブレーションを生じます．光の波長によって吸収特性が異なり，紫外光は分子の電子エネルギーとして吸収され，光化学反応により原子間結合が切断され，これを chemical（化学的）ablation と呼びます．一方，赤外光は分子の振動エネルギーとして吸収され熱を生じ，物質が固体から液体，気体に変化し，これを thermal（熱的）ablation と呼びます．さらに高エネルギーが集積すると，プラズマ形成や衝撃波発生などの物理現象を生じ，プラズマの膨張力や衝撃波で組織が物理的に破壊されます（photodisruption）．

　　このような短時間，高出力の照射にはパルスレーザーが使用されます．眼科では紫外光が屈折矯正手術に，また可視・赤外光が白内障，緑内障治療，角膜移植などに使用されています．

B. フォトアブレーションの応用：眼科領域

1. Qスイッチ Nd：YAG レーザー

　　Qスイッチ Nd:YAG レーザー基本波の 1,064 nm および第2高調波の 532 nm（パルス

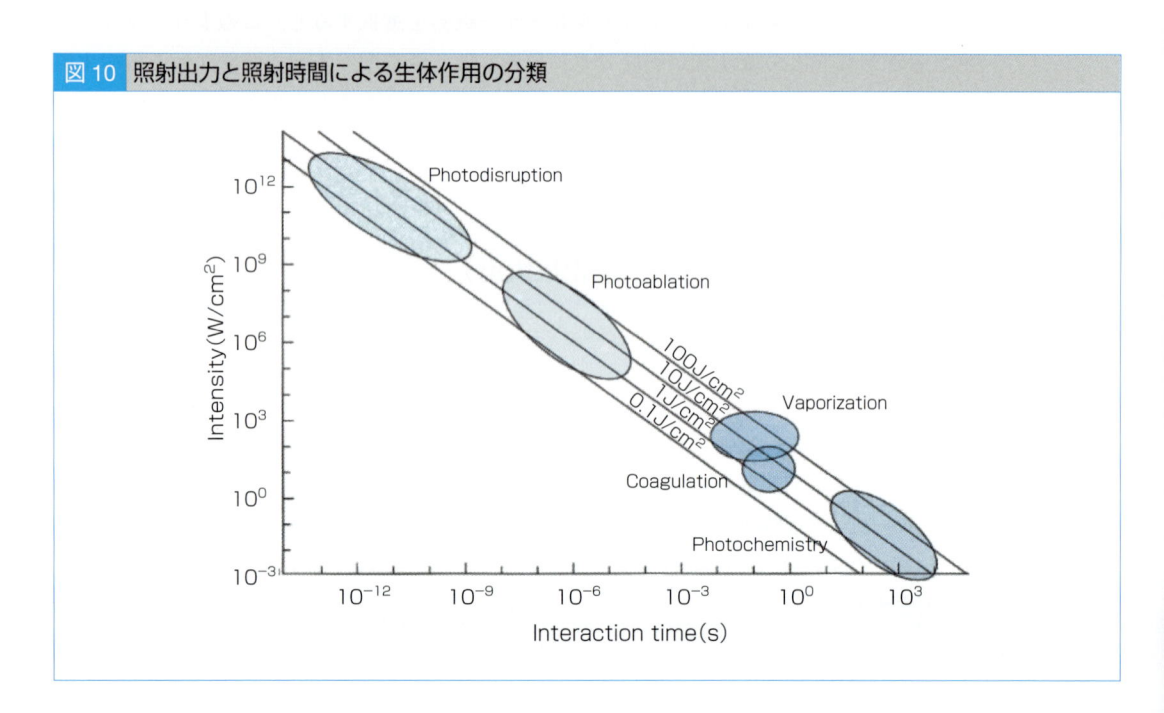

図10　照射出力と照射時間による生体作用の分類

幅3〜4 ns）が，後発白内障治療，閉塞隅角緑内障に対する虹彩切開術，開放隅角緑内障に対する選択的線維柱帯形成術に使用されています．

　後発白内障とは，白内障手術時に残存した水晶体上皮細胞が増殖遊走し，水晶体後嚢に混濁をきたす疾患で，手術後ある期間を経て起こり，霧視や視力低下の原因になります．1,064 nm Qスイッチ Nd：YAGレーザー（パルス幅4 ns）を用い，照射により発生したプラズマの膨張力で混濁した後嚢を切開します（図11）．これにより光が混濁組織に妨げられることなく眼内に透過するので，霧視が改善します．

　閉塞隅角緑内障は緑内障の一つの病型で，虹彩根部が隅角線維柱帯をおおうことで房水の眼外流出が阻害される病態です．通常は瞳孔領を水晶体がふさぐ瞳孔ブロックにより，虹彩周辺部が角膜側に押し上げられることで発症し，ある日突然眼圧が上昇し，急激な視力低下と激しい眼痛を起こします（急性緑内障発作）．早急に治療が必要で，レーザー虹彩切開術で後房から前房への房水流出路を作ることで改善します．あらかじめ連続波（CW）レーザーで切開予定部に熱凝固を加え，次に1,064 nm Qスイッチ Nd：YAGレーザー（パルス幅4 ns）で，フォトアブレーションによって熱凝固された組織を吹き飛ばします．ただし，この治療法には長期経過後に角膜内皮障害を生じるという問題があります．

　選択的線維柱帯形成術は線維柱帯に存在するメラニン色素に吸収される532 nm Qスイッチ Nd：YAGレーザー（パルス幅3 ns）を照射し，線維柱帯表層組織をフォトアブレーションで除去することで房水流出を促す治療法です（図12）．

2. ArF エキシマレーザー

　ArF エキシマレーザーは波長193 nm，パルス幅10〜25 nsで，生体分子の原子間結合切断によるフォトアブレーションで角膜を切除する屈折矯正手術や治療的角膜切除術に使用します．

　エキシマレーザーによる屈折手術は，1986年に角膜を面状に削ることで近視を矯正す

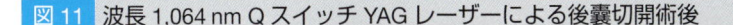

図11　波長1,064 nm QスイッチYAGレーザーによる後嚢切開術後

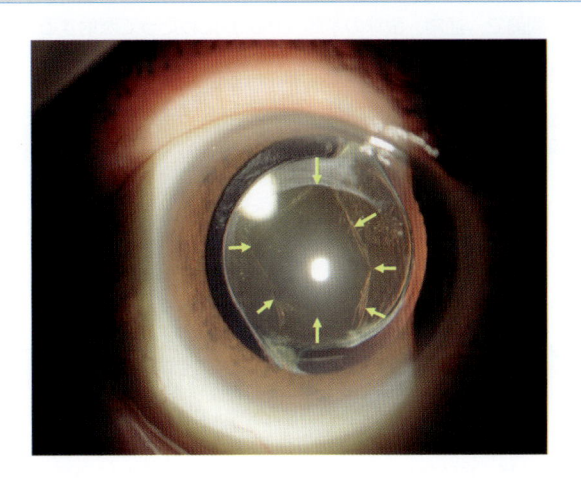

矢印で囲まれた範囲の後嚢が切開されている．

る PRK（PhotoRefractive Keratectomy）が考案され，その後，2000 年代後半からは角膜実質だけを切除する LASIK（LASer In-situ Keratomileusis）が急激に広まりました（図 13）[28]．LASIK はマイクロケラトームで作成した角膜上皮フラップを翻転し，露出した角膜実質にエキシマレーザーを照射して，近視・遠視・乱視矯正のためにあらかじめ設定したデザインの切除を行ってからフラップを戻すものです．最近はマイクロケラトームの代わりに，フェムト秒レーザーを用いてフラップを作る方法も行われます（次項参照）．しかし不適切な治療施設での医療事故が散見され，2013 年に消費者庁が注意喚起を発したこともあり，近年は患者数が減少しています．日本眼科学会では，LASIK 治療は眼科専門医で日本眼科学会の指定する屈折矯正手術講習会および製造業者が実施する設置時講習会の両者を受講した医師による施術に限るとし，安全な治療のためのガイドラインを設けています．

　治療的角膜切除術（PhotoTherapeutic Keratectomy：PTK）は顆粒状角膜変性，帯状角膜変性，格子状角膜変性，再発性上皮びらんに対して，2011 年から保険適用となりま

図 12 波長 532 nm Q スイッチ YAG レーザーによる選択的線維柱帯形成術

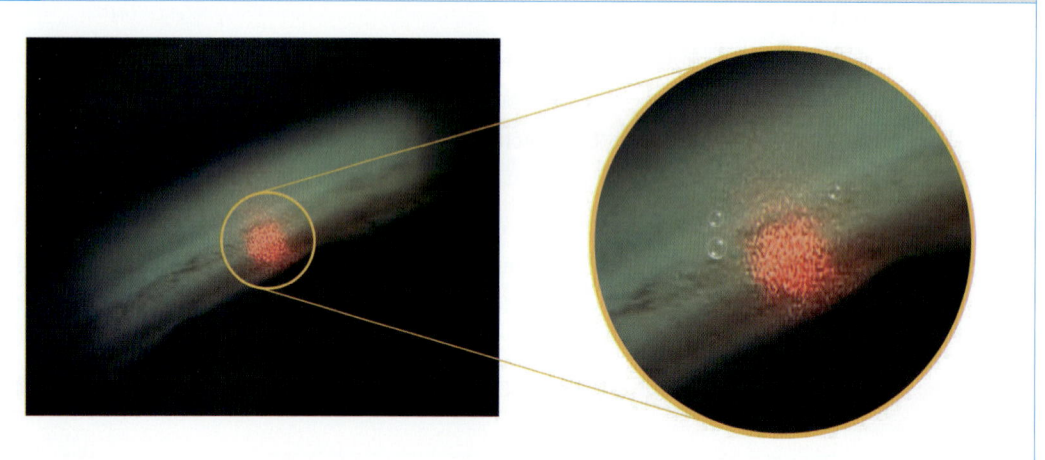

赤色のエイミングビーム（位置決め用のビーム）を線維柱帯に照射し，2，3 個の小さな気泡ができる程度の出力で照射する．1 スポット間隔で，通常，眼球の半周（180°）にわたって照射する．

図 13 エキシマレーザーによる屈折矯正手術

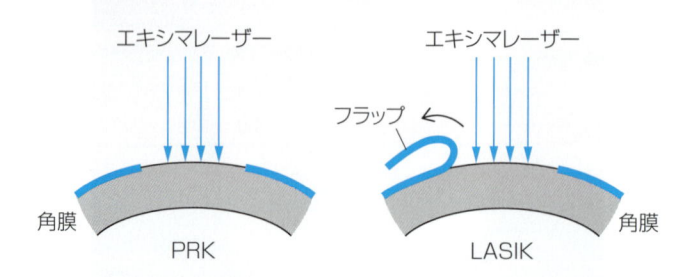

PRK は角膜上皮の上からレーザーを照射し，角膜実質の一部を上皮とともに切削するが，LASIK はあらかじめ作成した上皮フラップを翻転させて，実質のみを切削後に上皮フラップで切削面をおおう．

した．角膜表層の混濁病巣をエキシマレーザーで切除する治療です．

3. フェムト秒レーザー（FSL）

　眼科で用いられている**フェムト秒レーザー（FemtoSecond Laser：FSL）**は，波長1,053 nm，パルス幅600〜800 fsで，その作用を photodisruption と呼んでいます．周囲組織傷害を極力抑制して，より硬い組織の切開を可能にします．角膜に応用することで屈折矯正手術や角膜移植手術に，また水晶体に応用して白内障手術に使用します．

　LASIK は角膜上皮フラップを作成する必要がありますが，フラップ作成は角膜強度障害，ドライアイ進行，上皮下混濁などの問題があります．FSL を使用する **SMILE（Small Incision Lenticule Extraction）**は，角膜実質を切開して，あらかじめデザインした形の実質片（レンチクル）を切り出し，角膜周辺に開けた3 mm の小切開創からレンチクルを取り出す手術です（**図14**）．上皮フラップを作らないので，LASIK より安全性，有効性が高いと考えられていますが，まだ歴史が浅く，長期成績を観察する必要があります．

　従来の**全層角膜移植**は，トレパンという刃物でドナー角膜を円盤状にくり抜いて移植片を作成し，同じく円盤状にくり抜いたレシピエント角膜に移植片を縫い付けますが，移植片とレシピエントの角膜切開に FSL を使用すると，切開位置や移植片サイズをより正確にできます．また，切開面の形状を変えることで安定した接着が得られ，強度が増すとともに乱視が軽減されます（**図15**）．さらに，角膜のパーツ移植が可能になります．たとえば，病巣が角膜表層に限局している場合は表層のみを切除し，同じく表層のみの移植片を作成して移植する表層角膜移植が行われます．

　白内障手術では，**角膜切開創作成，前嚢切開，水晶体核破砕**に FSL を用います．破砕した核は従来の白内障手術装置で吸引除去し，皮質吸引後に眼内レンズを挿入します．マニュアル手術よりも前嚢切開の大きさと位置合わせが正確に行えるため，乱視矯正眼内レンズなど，正確なレンズ固定の望まれるケースにとくに有効です．また，成熟白内障やチン氏帯脆弱例などマニュアル手術のむずかしいケースにも有用です．あらかじめ FSL で核破砕をしておけば核処理時の超音波発振時間が短縮できるうえ，後嚢破損リス

図14　フェムトセカンドレーザーを使用した屈折矯正手術（SMILE）

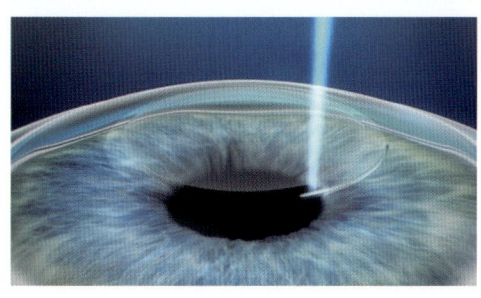 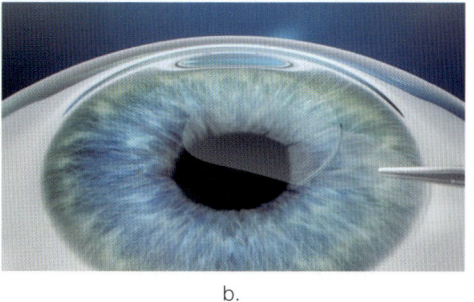

a.　　　　　　　　　　　　　　　　　b.

a：角膜実質を切開してレンチクルを切り出す．b：角膜周辺に3 mm の切開創を作り，レンチクルを取り出す．角膜厚を薄くすることで屈折力を低減し，近視を矯正する．

図15 フェムトセカンドレーザーを使用した全層角膜移植

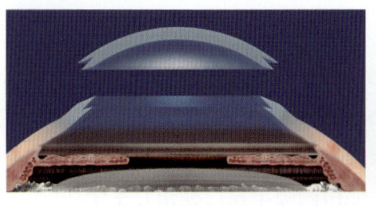
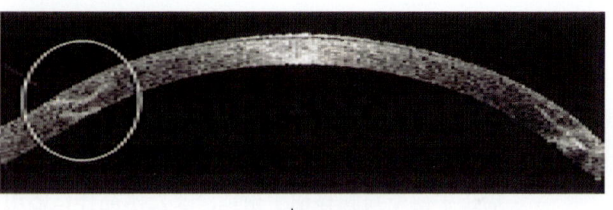

a. b.

a：ドナー移植片とレシピエント角膜の切開面の形状を複雑にすることで，移植片がぴったりはまり安定性が高まる．b：移植後の角膜光干渉断層計写真．

クの低減につながります．ただし，マニュアル白内障手術は非常に完成度の高い手術であることと，FSL の維持・管理費用がかかるため，限られた施設での使用にとどまっています．

5 パルスレーザーによる破砕，切削と前立腺肥大症手術

これまでにも述べてきたように，レーザー光の吸収は組織の種類により大きく異なります．人体組織にはさまざまな光吸収体が点在しており，レーザー光はその目的，用途に応じて使い分けるべきです．チタンリン酸カリウム（KTP）レーザー（波長 532 nm）は色素（メラニン，ヘモグロビン）に対して高い吸収を示し，水分による吸収は低いです．Ho：YAG レーザー（波長 2.1 μm）は，KTP レーザーに比べ色素に対する吸収性が低いのですが，水に吸収されやすいです．また，KTP レーザーは連続波で，組織の凝固・蒸散能に優れています．Ho：YAG レーザーはパルス波で，組織の凝固・蒸散以外に砕石や組織の剝離に有用で，泌尿器科領域で広く用いられています．とくに Ho：YAG レーザーは，低出力でシスチン結石を含むあらゆる尿路結石を効率よく砕石することが可能です．ただし，結石が腎盂内へ移動（push up）し砕石困難となる場合や，尿管穿孔，術後尿管狭窄などの合併症も起こりうるため，レーザーの特徴や砕石技術を熟知したうえで手術に臨まなければなりません．

泌尿器科領域は尿路砕石に代表されるように，レーザー治療の先進的応用分野です．とくに高画質で操作性のよい細径軟性腎盂尿管鏡の開発により，膀胱結石や下部尿管結石のみならず，上部尿管さらには腎結石の砕石も可能となってきています．また近年では，前立腺肥大症手術へも応用されており，すでに多くの有効性と安全性に関するエビデンスが示されています[30,31]．このように，改めて泌尿器科領域のレーザー治療に関心が集まっており，安全かつ有効なレーザー手術の普及が必要不可欠なものとなっています．

この項では主にパルスレーザーの特徴と，破砕，切削時の注意点について解説します．

A.　経尿道的尿管砕石術（Trans Urethral Lithotripsy：TUL）

尿路結石の多くはシュウ酸カルシウムやリン酸カルシウムなどの無機物が主成分であり，沸点が 1,000℃以上と高いため，連続波レーザーによる熱蒸散を行うことはむずかしく実用性はありません．

尿路結石のレーザー破砕には，色素レーザー（波長 504 nm）やアレキサンドライトレーザー（波長 755 nm），Ho:YAG レーザー（波長 2.1 μm）などのパルスレーザーが用いられてきました．また近年，新たなレーザー砕石装置として，中空光ファイバーを用いた波長 2.94 μm の Er:YAG レーザーが臨床応用されつつあります．これは Ho:YAG レーザーに比べ水分に対する吸収率が高く，一定方向に照射できるため，周囲組織への損傷が少ないという特徴があります．このように尿道に光ファイバーを通して尿路結石をレーザー破砕する治療を TUL（Trans Urethral Lithotripsy）といいます．

1.　パルス波色素レーザー

1987 年 Dretler らが，波長 504 nm のパルス波色素レーザーによる砕石術を報告しました[32]．パルス波色素レーザー（以下，色素レーザー）は色素を励起することにより発生し，パルス発振することで結石を破砕します（Ⅱ章 p.35 参照）．水中で結石にレーザー光を照射すると，結石表面にレーザーエネルギーが吸収され，プラズマが生じ衝撃波（shock wave）が発生します．液体中ですとプラズマが閉じ込められ，衝撃波の圧力が高くなります．そして，衝撃波が結石内部に伝搬することによって破砕が起きます．色素レーザーは結石に吸収されやすく，血液や尿管組織に吸収されにくい波長のものが用いられています．

結石では成分によらず 100 nm 付近に吸収率のピークがあり，短波長になるに従い反射率が低下し吸収されやすくなります．なお，色素レーザーは青色のインジゴカルミン[*2]や赤色のフェノールスルホンフタレイン（PSP）[*3]などの色素に吸収されやすい特性があり[33]，褐色調の結石でも砕石効果は良好です．ただし，白色調のシスチン結石[*4]ではレーザー光は吸収されづらく破砕は困難です．

2.　Ho:YAG レーザー

Ho:YAG（ホルミウム・ヤグ）レーザーは波長 2.1 μm の赤外線（IR-B）レーザー（Ⅰ章図 2 参照）で，水に対する吸収係数が可視光より高く，光ファイバーが使用可能で

[*2] インジゴカルミン（indigo carmine）：やや紫がかった青色に着色することのできる着色料．消化管の色素内視鏡検査に用いられるほか，静脈投与後，膀胱鏡で左右尿管からの流出をみることで，左右の腎機能の評価や尿管口の確認が可能である．

[*3] フェノールスルホンフタレイン（phenolsulfonphthalein）：色素の一種で，水溶液が中性では黄色，アルカリ性では赤色に変化することから，pH 指示薬として用いられる化合物．別名としてフェノールレッド（phenol red）とも呼ばれる赤色の固体．人体では分解されず，そのほぼすべてが尿に混じり排出されることから腎機能検査にも用いられる．

[*4] シスチン結石：全尿管結石の約 1%にみられ，遺伝性疾患のシスチン尿症患者に発生する．1-シスチン結晶で構成され，半透明に近い丸みを帯びた黄褐色の硬い結石．

す．色素または血管分布に関係なく，水中での消散長[*5]は 0.4 mm 程度と短く，人体組織では 1 発の照射における熱損傷の深さは約 0.5〜1.0 mm です[34,35]．

　Ho:YAG レーザーは高いピークパワーをもつパルス発振レーザーであり，組織の切開，蒸散，凝固，止血だけでなく，砕石も可能です．また，色素レーザーと異なり，ムコタンパクやムコ多糖からなる matrix stone を除いたすべての成分の結石が破砕でき，その砕石片はほかの砕石手段と比較して小さくなる傾向があるため，体外への自然排石が容易となります．さらに破砕時，結石の腎盂側への push up もほかの器具より少ない傾向があります．これは，Ho:YAG レーザーでは水による吸収のため結石表面で微小気泡（micro bubble）が生じ，それによる機械的作用（mechanical effect）や結石のごく一部だけが加熱されて膨張する熱効果（thermal effect）により砕石されるためです．また，Ho:YAG レーザーでは色素レーザーと異なり，結石に対し接線方向の照射でも砕石可能です（図 16）．このため，結石の上からレーザーファイバーを軽く押しつけて照射することで，結石の頭側への移動を抑えつつ砕石することができます．さらに，組織の切開，蒸散，止血が可能であり，尿管の嵌頓結石（impacted stone）でも結石直下の炎症性ポリープまたは肉芽組織を切開・蒸散し，結石を露出して砕石することが可能となります（図 17）．

　Ho:YAG レーザーを用いた TUL では，コア径 200 μm または 365 μm の光ファイバーを用いて，通常は放射エネルギー 0.5 J，繰り返し周波数 5 Hz（平均パワー 2.5 W）の設定で砕石を開始します．良好な視野が得られ，ファイバー先端と粘膜との距離が十分あり，結石の移動が少ない場合は繰り返し周波数を 8〜10 Hz に上げると砕石効率がよくなります．なお，パルスエネルギーを上げると粘膜損傷のリスクが増大するので，必要以上にエネルギーを上げるべきではありません．一般的に尿管結石の破砕では，繰り返し周波数は最大 10 Hz まで，パルスエネルギーは 1.0 J（粘膜損傷の可能性が低い状況で

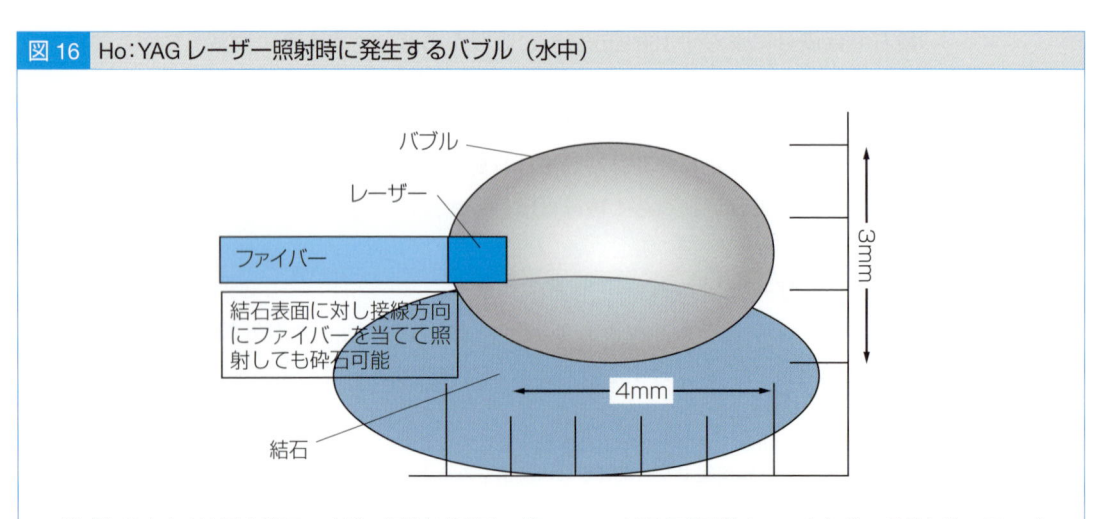

図 16　Ho:YAG レーザー照射時に発生するバブル（水中）

バブルの大きさは最大時ファイバー先端から前方へ約 4 mm，上下方向で約 3 mm となる．このため，ファイバーを結石の接線方向に接するように当てて照射しても砕石が可能である．

[*5] 消散長：エネルギーが水に吸収されて 10%に減衰するまでの距離．

は 1.5 J まで）で十分です[34～37]．これ以上出力を上げると結石の頭側への push up や粘膜損傷による尿管穿孔，尿管狭窄の原因となるので注意が必要です．最近では 0.8 J 以下にすべきとの意見もあります．また，セイフティーガイドワイヤー[*6]を留置しながらレーザーを照射すると，ガイドワイヤーが破損（断裂）することがあります[38]．ガイドワイヤーの損傷を認めた場合，位置をずらし断裂しないように配慮します．ある程度砕石した時点で，三又鉗子またはバスケット鉗子などで抽石します．なおバスケット鉗子による抽石の際，結石を把持した鉗子が尿管に嵌頓し，さらには結石を鉗子からはずすこともできなくなることがあります．強引に鉗子を引くと尿管断裂をきたす可能性があるので無理をしてはいけません．2 チャンネルの尿管鏡であれば，もう一つのチャンネルからコア径 200 μm のファイバーを挿入し，鉗子の破損に注意して砕石を試みます．ファイバーが挿入できない場合は，手元でバスケット鉗子を分解，または切断後，尿管鏡を再挿入し，バスケット内の結石を砕石します．

　なお，ファイバーの被覆部分を剥離しすぎると，ファイバー先端が認識しづらくなり尿管損傷やファイバーが折れて遺残の原因となります．よって被覆部分が内視鏡視野内に入る程度の剥離にとどめるべきです．万が一，尿管穿孔をきたした場合，尿管ステントを 1～2 週間留置します．なお，術後の尿管狭窄の有無を確認するために（とくに嵌頓結石の場合），DIP[*7]またはエコーを用いて水腎症の有無を確認します．

図 17　嵌頓結石に対する砕石法

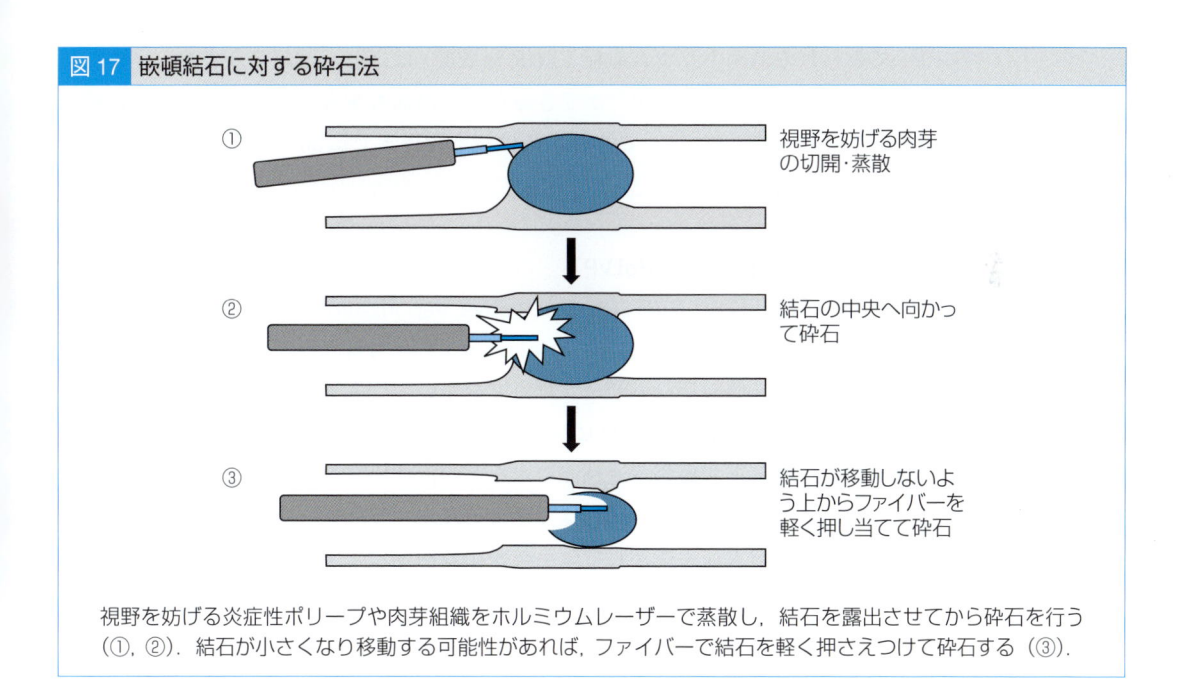

① 視野を妨げる肉芽の切開・蒸散

② 結石の中央へ向かって砕石

③ 結石が移動しないよう上からファイバーを軽く押し当てて砕石

視野を妨げる炎症性ポリープや肉芽組織をホルミウムレーザーで蒸散し，結石を露出させてから砕石を行う（①，②）．結石が小さくなり移動する可能性があれば，ファイバーで結石を軽く押さえつけて砕石する（③）．

[*6] セイフティーガイドワイヤー：尿管狭窄や尿管損傷による尿管ステント留置困難を想定し，あらかじめ留置しておくガイドワイヤーのこと．これにかぶせて尿管ステントを留置することが可能となる．

[*7] DIP：Drip Infusion Pyelography（点滴静注腎盂造影）の略．ヨード造影剤を点滴し，時間を追って腹部 X 線を撮影することにより，腎～膀胱までの尿路を造影する検査で，主に上部尿路閉塞による水腎症などの精査目的に行う．

B.　経尿道的膀胱砕石術

　　膀胱結石は前立腺肥大症などの下部尿路閉塞に起因するものが多く，近年では，後述するHoLEPの際に膀胱結石もHo:YAGレーザーで砕石することが多いようです．尿管と異なり膀胱は灌流液で充満すれば良好な視野が得られるため，コア径550 μmのファイバーを用いてレーザーのパルスエネルギーを0.5〜2.0 Jまで，また繰り返し周波数を5〜20 Hzまで上げて砕石することができます[39〜41]．ただし粘膜を誤照射すると出血をきたし，視野不良となるため極力粘膜を照射しないよう注意が必要です．

C.　レーザー前立腺手術

1.　HoLEP（ホルミウムレーザー前立腺核出術）

　　Ho:YAGレーザーを用いて経尿道的に前立腺の核出術を行う術式です．Ho:YAGレーザーは水に吸収されるため，光ファイバーの先端を組織より約3 mm離すことによって凝固（止血）が可能で，約5 mm離すと組織にほとんど影響を与えないため，HoLEP（Holmium Laser Enucleation of the Prostate）の手技では安全かつ有効なレーザーメスとなります．とくに組織の蒸散，切開，凝固（止血）が同時に可能で，パルス発振によって得られる高いピークパワーの特性は，結石破砕や前立腺核出術に有効です．なお，生理食塩液を灌流しながら前立腺の剥離を行うため，経尿道的前立腺切除術（TURP）でみられる低ナトリウム血症（TUR症候群）はほとんど起こりません．また，レーザーで凝固を行いながら核出[*8]ができるため，出血も少なく，大きな前立腺に対してよい適応となります．ただし，この核出術は技術習得までに20〜40例が必要といわれています[42,43]．

2.　レーザー前立腺蒸散術（PVP，HoLVP）

　　KTPレーザー[*9]を用いたPVP（Photoselective Vaporization of the Prostate）と上述のHo:YAGレーザーを用いたHoLVP（Holmium Laser Vaporization of the Prostate）があります．両者とも側射型レーザープローブを用いて，尿道から前立腺を蒸散する手術です．KTPレーザーは，ヘモグロビンの吸収係数が高い波長532 nmの，いわゆるグリーンライトレーザーを発振し，連続波で水などの液体媒質を透過してヘモグロビンに吸収され組織を蒸散させますが，砕石はできません．

　　本術式は，前立腺肥大症手術としては手技が比較的簡単で，出血が少ないのが最大の利点ですが，膀胱結石に対しては，ほかの砕石装置が必要となります．一方，HoLVPは前立腺の蒸散と砕石の両方の治療が可能です．ただし，KTPレーザーと比較して蒸散効率がややわるく，手術時間がかかります．両者とも出血は少ないですが，プローブはディスポーザブルで，一定時間を過ぎると使用できなくなります．このため，大きな前

[*8] 核出：木の実を殻からはずすように，臓器や腫瘍を完全無傷な状態で取り除くことをいう．HoLEPの場合，腫大した前立腺腺組織（内腺）を外科的被膜（外腺）からくり抜いて取り除く手術手技を指す．

[*9] KTPレーザー：通称であり，KTPは波長1,064 nmのNd:YAGレーザーの第2高調波（波長532 nm）を得るための結晶であり，レーザー媒質ではない（Ⅰ章 p.9参照）．

立腺肥大症ではプローブを 2 本使用する場合や再手術を要することもあります.

⑥ 光線力学治療

光線力学治療*10（Photodynamic Therapy：PDT）は，ポルフィリン関連化合物などの腫瘍親和性光感受性物質と低出力レーザー光により生じる光線力学的反応により殺細胞効果を引き起こす治療法です．PDT は，高出力レーザーによる焼灼・熱凝固，蒸散と異なり，低いエネルギーで選択的に病変部を治療することができます．現在，わが国では PDT は，癌治療として早期肺癌，早期食道癌，早期胃癌，早期子宮頸癌，2014 年には悪性脳腫瘍に対して，2015 年には再発食道癌に対して，また癌治療以外では失明の原因になる加齢黄斑変性症に保険適用されています．

A. PDT の作用メカニズム

PDT は，光感受性物質（photosensitizer：PS）とその吸収波長のレーザー光により光線力学的反応を生じさせ，その結果，腫瘍や増殖血管などを治療する方法です[44,45]．光感受性物質がその吸収波長の光（通常，赤色光）に曝露されると，光エネルギーを吸収して励起状態（一重項状態）に遷移し，これが基底状態に遷移する際のエネルギーにより活性酸素が生じて（光線力学的反応），細胞を変性・壊死に陥らせると考えられています．この直接的な作用以外にも，腫瘍あるいは周囲の血管を閉塞させる vascular shut down effect（微小細血管障害），さまざまな二次性の免疫学的反応の誘導（間接的効果）などにより抗腫瘍効果を発揮すると考えられています．光感受性物質の腫瘍への特異的な集積性のために，正常組織に大きな障害を与えることがなく，選択的に病変に対する治療が可能です．

1. 直接的な抗腫瘍効果

PDT の抗腫瘍効果として Type 1 と Type 2 光化学反応による一重項酸素の発生の関与が以前から指摘されてきました．Type 1 は，光励起された光感受性物質の最低三重項状態から直接的に生体組織として反応してラジカル，ラジカルイオンを生成し，それと溶存酸素とが反応して傷害を与えるメカニズムです．

Type 2 は，PS の最低三重項状態から組織中の溶存酸素にエネルギー移動して一重項酸素を生成し，この一重項酸素が生体組織と反応して傷害を与えるメカニズムです．PDT では，この Type 2 による一重項酸素が抗腫瘍効果に大きくかかわっていると考えられています[44]．

---

*10 光線力学治療：ほかに光線力学的治療，光線力学（的）療法と呼ばれることもある．

　　フォトフリン®やレザフィリン®（NPe6）は，細胞内では主に細胞質に存在し，核内には入りません．そのため，Type 2反応で発生した活性酸素などは，核内のDNAを直接的に傷害することはないと考えられています．詳細については次項で述べます．

　　Oleinickらは，PSの局在とPDTの抗腫瘍効果のメカニズムを明らかにするために，細胞質に存在し，アポトーシス抑制タンパクの一つであるBcl-2に注目しました[45]．彼らは，phthalocyanine（Pc）4という光感受性物質は，ミトコンドリア外膜を中心に小胞体，ゴルジ体などに分布し，このPc 4-PDTは，ミトコンドリア外膜に存在するBcl-2タンパクをダメージし，アポトーシスを促進させることを明らかにしました．これをBcl-2 photodamageといい，この現象は，レーザー照射直後から認められ，カスペース[*11]などの酵素反応により分解されることもなく，スタウロスポリン（staurosporine）のような典型的なアポトーシス誘導薬剤の処理でも認められない現象でした．Bcl-2 photodamageは，PDTによりタンパクが一瞬で消失するのではなく，光線力学的反応によりなんらかのタンパクとBcl-2タンパクがcross-linkingを生じ，Bcl-2の機能を喪失させると考えられています．

2. 血管ダメージによる抗腫瘍効果

　　PDTにより腫瘍へ流入する微小血管が障害され，腫瘍血管を閉塞し抗腫瘍効果を引き起こすことが知られています．PDTによる微小血管障害は，血管内皮細胞増殖因子（Vascular Endothelial Growth Factor：VEGF）の発現を誘導することが知られています．VEGFの発現誘導は，PDT後の新生血管の誘導によりかえって腫瘍の再発を助長するのではないかと考えられ，PDTによる微小血管障害と新生血管の増生のバランスが重要であると報告されています[46,47]．

3. 免疫学的な影響による抗腫瘍効果

　　PDTによる酸化ストレス（oxidative stress），炎症性変化などによりさまざまな炎症性サイトカインの抗腫瘍効果への関与が報告されています[44,46]．HendersonやGollnickらは，こうした免疫学的応答は，PDTの抗腫瘍効果の中でも重要な役割を担っていると報告しています[48]．臼田らは，ルイス肺癌細胞株にIL-6を過剰発現させたLLC/IL-6細胞にNPe6-PDTを施行し，PDTによるIL-6発現誘導はアポトーシスを誘導しやすいことを報告しました[49]．一方，最近，Gollnickらは，PDTによるIL-6の誘導はむしろ抗腫瘍効果にマイナスの働きを有していることを報告しました[48]．PDTによる免疫学的応答は，同じサイトカインの誘導でも，さまざまな働きが重なり，複雑に影響を与えていると考えられます[46,47]．

B. 光感受性物質

1. 癌治療に使用する光感受性物質

　　わが国で癌治療として厚生労働省より認可を受け腫瘍親和性光感受性物質として保険

[*11] 細胞のアポトーシスにかかわるタンパク質分解酵素.

収載されているものは，フォトフリン®（ポルフィマーナトリウム）とレザフィリン®（タラポルフィンナトリウム）の2種類がありましたが，フォトフリン®は2021年3月に販売中止になりました．

　フォトフリン®を用いるPDTでは630nmの波長域のレーザーが用いられました．一方，レザフィリン®は，クロリン環を有する水溶性で664nmに吸収スペクトルを有しているため，フォトフリン®よりも長波長のレーザー光を使用します．そのため理論的にはより深部領域まで治療可能です．

　レザフィリン®は静脈投与後4〜6時間でレーザー照射を行います．1997年10月〜2000年3月まで全国10施設において中心型早期肺癌に対する臨床第II相試験が施行され，2003年10月に厚生労働省より認可を受け，2004年6月に薬価収載されました[50]．レザフィリン®を用いたPDTの適用例について本節のE項（p.78）で紹介します．

2. 光感受性物質と抗腫瘍効果

　PDTの抗腫瘍効果のメカニズムと腫瘍親和性光感受性物質の局在とは密接な関連性を有しています．光感受性物質が細胞内で結合する部位から数nmの範囲においてのみ一重項酸素による直接的な影響があり，その範囲がPDTの標的と考えられています[45]．

　ヒトに静脈投与された光感受性物質は，ある種の糖タンパクと結合し細胞内に取り込まれますが，正常組織と異なり腫瘍組織内からの排出が遅れ，腫瘍内に蓄積されます．そのため，約4〜24時間（光感受性物質の種類により異なる）経過すると，病巣内の光感受性物質の濃度は正常部位に比して高くなり，そのときに光感受性物質の吸収波長のレーザー光を照射します．この点が，高出力レーザーによる焼灼と大きく異なります．また光感受性物質は，細胞の核内に入ることはなく，それだけでは抗癌剤のようにDNAを障害することはありません．

　たとえばフォトフリン®は，細胞内のミトコンドリア外膜，小胞体，ゴルジ体などに集積します．決して核内へ移行することはなく，DNAとの結合もないと考えられています．630nmのレーザーや光照射により同薬剤分子が励起されると，ミトコンドリア外膜の障害，膜電位の低下，ミトコンドリアの膨化といった現象が生じます．ミトコンドリアからシトクロムc（cytochrome c）[*12]の放出を引き起こし，一連のカスペースの活性化などにより細胞をアポトーシスへ導くことがさまざまな研究成果から明らかにされました[51]．

　一方，レザフィリン®（NPe6）は，フォトフリン®の細胞内局在とは異なり，ミトコンドリアよりもライソソームを標的として作用し，典型的なアポトーシスを起こさずに細胞死を引き起こすことが明らかにされました[45,50,51]．すなわち，レザフィリン®（NPe6）-PDTでは，肉眼的に典型的な核の断片化などを引き起こさずに細胞死を誘導することが報告されています．フォトフリン®，レザフィリン®（NPe6）ともに高い抗腫瘍効果を有しますが，その薬剤の局在の違いにより細胞死をもたらすメカニズムは異なります．

[*12] ミトコンドリアの内膜に存在するタンパク質で，電子伝達系の複合体IIIから複合体IVに電子を引き渡す．

3. 加齢黄斑変性症に対して使用する光感受性物質

加齢黄斑変性症のうち脈絡膜新生血管を伴う滲出性加齢黄斑変性症は PDT の適応になっています．使用する光感受性物質はビスダイン®で，これは Benzoporphyrin Derivative Mono Acid（BPD-MA）の二つの異性体を含んだリポゾーム製剤です．この薬剤は腫瘍特異性を有するわけではなく，新生血管に取り込まれる性質を有しています．ビスダイン® は 689 nm に吸収スペクトルを有し，治療に際しては波長 689 nm の半導体レーザーを使用して，パワー密度（放射照度）600 mW/cm²，総照射エネルギー密度 50 J/cm² の条件で照射を行います[44]．

C. PDT 用レーザー装置

わが国では，PDT 用レーザー装置は腫瘍親和性光感受性物質とセットで認可されています．フォトフリン® に対しては，630 nm の赤色レーザーとしてエキシマダイレーザー（EDL）[*13]と YAG-OPO レーザー[*14]が認可されましたが，いずれも製造中止になっています．レザフィリン® に対しては 664 nm の半導体レーザー（PD レーザ）が認可を受けています．EDL は，パルス波で 4 mJ/pulse の出力が可能で，繰り返し周波数は 20，30，40 Hz から選択可能でしたが，装置が大きいため設置のスペースを要し，高価であることが普及を妨げる原因でした．PD レーザは，ビデオデッキサイズの小型であり，使用方法も簡便です．

D. PDT 施行時の注意点

PDT は，光感受性物質を投与した後にレーザー治療を施行するため，必ず投与前にレーザー装置を点検し，正常に作動することを確認する必要があります．また，他のレーザー治療と異なり，光線過敏症に留意し，直射日光を避け，光感受性物質を静脈投与する前に市販されている日焼け止めクリームを露出する肌に塗るように指導することが必要です．

E. PDT の適用例

前述したように，レザフィリン® は，1997 年 10 月～2000 年 3 月まで全国 10 施設において中心型早期肺癌に対する臨床第 Ⅱ 相試験が施行され，2003 年 10 月に厚生労働省より認可を受け，2004 年 6 月に薬価収載されました[50]．現在では，中心型早期肺癌だけでなく，原発性悪性脳腫瘍（脳腫瘍摘出術を施行する場合に限る），化学放射線療法または放射線療法後の局所遺残再発食道癌に承認されています．

[*13] エキシマダイレーザー：販売名であり，エキシマレーザー励起色素レーザーのこと．
[*14] YAG-OPO レーザー：通称であり，Nd:YAG レーザー励起光パラメトリック発振器（Optical Parametric Oscillator：OPO）のこと．OPO は厳密にはレーザーではない．

1. 肺癌に対する PDT

　中心型早期肺癌というクライテリアは，1975年に世界に先駆けて日本から提唱され，「腫瘍が区域気管支より中枢に位置し，癌の浸潤が組織学的に気管支壁を超えず，かつリンパ節転移，遠隔転移がないもの」と定義されています．組織型としては，ほとんどが扁平上皮癌です[44,47]．PDT の適応としては，中心型早期肺癌のすべてというわけではありません．腫瘍径が 1.0 cm 以下で，腫瘍の末梢辺縁が確認できることが PDT の適応条件とされてきました．レザフィリン® はクロリン環を有する水溶性で，664 nm に吸収スペクトルを有しており，静脈投与後 4～6 時間にレーザー照射を施行します．

　中心型早期肺癌に対する PDT の治療成績は，レザフィリン® を用いた phase Ⅱ study において，完全寛解率（CR）は 84.6％ と報告されています．とくに病巣の長径が 10 mm 以下であれば CR は 90％ 以上ですが，10～20 mm の症例に対しては 50～80％ にまで下がると報告されてきました．レザフィリン® PDT では，病巣の長径が 10～20 mm で内視鏡的な分類で平坦型，早期ポリープ型のいずれに対しても一様に有効で，90.4％ の CR，10 mm 以下の腫瘍には 94.0％ の CR と，従来の報告より高い治療成績を得られるようになり，10 mm を超える病巣に対しても強い抗腫瘍効果を有することが報告されました．この要因としては，中心型早期肺癌病巣に対する局在診断の向上により，レーザーの照射するべき範囲を正確に診断できるようになったことが考えられています[47]．

　進行肺癌に対するレザフィリン® PDT は，2010年4月から保険診療で行うことが可能になりました．気道狭窄を伴う進行肺癌に対するレザフィリン® による PDT の報告が鶴岡らによって報告されました．右肺癌のために右肺上葉切除後に右主気管支に結節性の再発による気道狭窄に対して，レザフィリン® による PDT を施行し，気道狭窄による呼吸苦症状が改善され，化学療法が可能になりました．しかし，レザフィリン® の添付文書上では，進行肺癌に対する適応が拡大されたわけではなく，保険診療上，「適用」されているにとどまっています[44,47]．

2. 原発性悪性脳腫瘍に対する PDT

　原発性悪性脳腫瘍（悪性グリオーマなど）は，周囲に浸潤しながら増殖するため完全切除がむずかしい腫瘍です．とくに脳の言語，運動，感覚，視覚，記憶などの機能野に腫瘍が浸潤している場合，脳機能維持のため完全切除は不可能です．そのため，脳腫瘍摘出後に残存病変に対して適用する PDT が開発されました．レザフィリン® PDT は，WHO grade Ⅲ～Ⅳが疑われるテント上グリオーマに対する医師主導治験が実施され，1年生存（Overall Survival：OS）は 100％，2年 OS は 50％，中間生存期間（MST）は 24.8 ヵ月と良好な結果が報告され，2014年1月からレザフィリン® PDT は保険収載されました[52,53]．実際の方法は，脳腫瘍摘出術前日にレザフィリンを 40 mg/m^2 静脈投与し，腫瘍摘出後（静注約 24 時間後）にレーザー照射を行います．レーザー照射パワー（放射照度）は 150 mW/cm^2 ですが，肺癌治療と異なり，総レーザー照射エネルギー密度は 27 J/cm^2 で施行します．「原発性悪性脳腫瘍患者に対する光線力学的療法施行の安全ガイドライン」が策定され，今後ますますの普及が期待されます．

3. 食道癌に対する PDT

食道癌に対するレザフィリン® PDT は，化学放射線治療または放射線治療後の局所遺残再発例に対して 2015 年 10 月から保険適用されました．具体的な適用は，①遺残再発病変の壁深達度が T2 にとどまる，②長径 3 cm 以下，③半周以下，④頸部食道に浸潤していない，とされています．レザフィリン® の投与法に関しては，肺癌に対する方法と同様です．レーザー照射法としては，内視鏡先端へ先端フードを装着し，病変に固定するように行います[54,55]．これにより，レーザープローブに粘液や血液が付着するのを防いでいます．レーザー照射は，肛門側から口側へ移動させていきます．食道癌に対するPDT では，2 日目の照射が許容されていることが特徴的で，レザフィリン® 投与後 22〜32 時間後に内視鏡を施行し，照射もれによる残存病変がある場合は追加照射を行うことができます．医師主導治験では，登録された 26 例中 23 例で CR（88.5%）が得られ，日光過敏症は 1 例も認めず，良好な成績が示されました．

光免疫療法（PIT）

2020 年 9 月，光免疫療法（photoimmunotherapy：PIT）が「切除不能な局所進行又は局所再発の頭頸部癌」に対する治療法として日本で承認されました．PIT は米国 National Cancer Institute の小林久隆博士が，2011 年に「Nature Medicine」誌に発表した治療法で，癌細胞の細胞膜に発現する上皮成長因子受容体（epidermal growth factor receptor：EGFR）に対する抗体（セツキシマブ）とフタロシアニン系光感受性物質を組み合わせた薬剤を用います．同薬剤を静脈注射すると一定時間後に癌細胞特異的に結合するので，そのタイミングで光照射すると光化学反応が誘起され，癌細胞を選択的に破壊することが可能です．光源には波長 690 nm の半導体レーザーが用いられ，組織表面照射用と組織内部照射用のプローブ（ディフューザー）が用意されています．

このように PIT は光感受性薬剤とレーザーを用いる点が光線力学治療（PDT）と共通していますが，動物実験において低酸素状態で治療効果が向上すること，免疫細胞がダメージを受けないため遠隔部位の転移巣癌に対しても有効であることなどから，PDT とは異なると主張されています．しかしながら，PDT においても抗体を用いる方法は古くからあり，また免疫効果も知られているため，PIT と PDT の相違については議論があります．今後の研究により両者の共通点，相違点が明確にされることが期待されます．

なお PIT は近赤外光免疫療法（NIR-PIT）と呼ばれることがありますが，使用する690 nm は赤色光ですので（p.3 参照），この呼び方は改める必要があるでしょう．

7 LLLT（低レベルレーザー治療）

LLLT（コラム，p.82 参照）はレーザーにより引き起こされる光生物学的活性化反応を利用した治療概念で，低（反応）レベルレーザー治療といわれています．LLLT はレーザー光により細胞・組織内代謝を変化させ，その後の生体の反応を利用したものであり，血行改善，浮腫の除去，創傷治癒促進，抗炎症，疼痛緩和などの臨床効果が認められています．

A. LLLT の歴史

　レーザー光の生体に対する作用の一つとして光生物学的活性化反応があります．この反応を利用した治療法のことを LLLT（Low［reactive-］Level Laser Therapy：低（反応）レベルレーザー治療）といいます[56,57]．

　LLLT は，Mester らが低出力のルビーレーザーの連続照射により剃毛したマウスの皮膚に発毛の促進がみられることを発見し，低出力レーザーの適度な照射は生体反応を賦活すると考えたことが始まりです[58]．Mester は，He-Ne レーザーやアルゴンレーザーを用いて創傷治癒促進がみられることを見出し，難治性潰瘍への臨床応用を行い，その生体反応について詳細に解析しています[59]．

B. LLLT の適用と装置

　LLLT はレーザー光により細胞・組織内代謝を変化させ，その後の生体の反応を利用したものであり，血行改善，浮腫の除去，創傷治癒促進，抗炎症，疼痛緩和などの臨床効果が認められています．その作用機序については *in vitro* での基礎研究[60,61]やさまざまな実験動物モデルにおいて報告されていますが，LLLT による生体反応は多岐にわたるため，その反応が *in vivo* で複合的にどのようなカスケードで作用しているのかは未解決な部分が多いのが現状です．

　使用レーザーとしては，高い組織深達度をもつ赤色の He-Ne レーザーや，近赤外レーザーとして半導体レーザー（830 nm，910 nm など），Nd：YAG レーザー（1,064 nm）などが用いられています．

　LLLT は各診療科で臨床使用されています．表6 に臨床応用の報告のあった代表的な疾患を示します．

表6　LLLT の臨床応用

皮膚科・形成外科	ペインクリニック	整形外科・リハビリ	歯科・口腔外科
・難治性潰瘍 ・創傷治癒促進 ・浮腫 ・血腫 ・血行不全 ・皮弁生着 ・肥厚性瘢痕 ・ケロイド ・白斑 ・アトピー性皮膚炎 ・尋常性乾癬 ・紅皮症 ・帯状疱疹後神経痛 　　　　　　など	・片頭痛 ・後頭神経痛 ・三叉神経痛 ・肩関節周囲炎 ・肘関節痛 ・肋間神経痛 ・腰痛 ・坐骨神経痛 ・膝関節痛 ・術後疼痛 ・癌性疼痛 ・感覚異常　　など	・リウマチ性疾患 ・神経損傷 ・骨融合促進 ・遷延治癒骨折 ・捻挫 ・打撲 ・腱鞘炎 ・各種リハビリ　など	・口内炎 ・歯肉炎 ・顎関節症　　など
	耳鼻咽喉科 ・アレルギー性鼻炎 ・顔面神経麻痺 ・唾液分泌異常 　　　　　　など	**産婦人科** ・更年期障害 ・生理痛 ・無痛分娩 ・女性不妊症　　など **泌尿器科** ・男性不妊症	**スポーツ医学** **獣医学**　など

LLLT の用語について

　LLLT の用語は，歴史的には 1988 年に Ohshiro らが，レーザー光による生物学的活性化反応を利用した治療法や概念について「Low Level Laser Therapy」（John Wiley & Son, 英国）として体系的にまとめたことに端を発します[48]．1990 年以降に LLLT を中心に討議する学会として国際レーザー治療学会（後の世界レーザー治療学会）などが組織され，LLLT はレーザー光による生体の可逆的な弱い活性化反応を利用した治療であることから，Low reactive-Level Laser Therapy の略語として使用されてきました．近年では，reactive を省略して Low Level Laser Therapy と記載されることが多いようです．

　レーザーの出力に着目し，低出力のレーザー照射による同様の生体反応を利用した治療のことを低出力レーザー治療（Low Power Laser Therapy, Low Power Laser Irradiation）と呼ぶことがあります．またレーザーや光の照射に伴い生体が刺激されたり，活性化されたり，さまざまな生体反応が変化することから photobiostimulation, photobioactivation, photobiomodulation などと表記されることもあります．

　LLLT と同様な用語として，生体反応に対する考え方や治療概念の相違により上述のような用語が使用されることがありますが，いずれも臨床的意義は同様と考えられています．

8 レーザー治療における特殊な照射方法

ポイント

レーザー治療における特殊な照射方法として，接触照射，穿刺照射，血管内照射（レーザー焼灼術）などについて説明します．

A. 接触照射

耐久性に優れたサファイアやセラミック製のチップを石英ファイバーのプローブ先端に取り付けることで，レーザー照射時にチップ先端に集光させ，チップに接触する部分へのレーザーの照射と加熱したチップの熱によって組織を切開，蒸散，凝固させる方法です．チップの形状とレーザーの照射出力によって，凝固や切開の機能を使い分けることができます．

この方法では，光エネルギーをチップ先端に集光させて発生した熱による生体反応も利用しているため，非接触照射と比較すると生体組織の反応（切開，蒸散など）は浅層に限定されやすくなります（図18）．

B. 穿刺照射

生体組織にプローブ先端を穿刺，留置して生体組織をレーザーで照射する方法です．主に長時間，組織に低強度の光を照射する場合に用いられます．前立腺肥大に対しては，大きい凝固体積を安定して得るために連続波半導体レーザーが用いられています．また光線力学療法（Photodynamic Therapy：PDT）などでも用いられています．

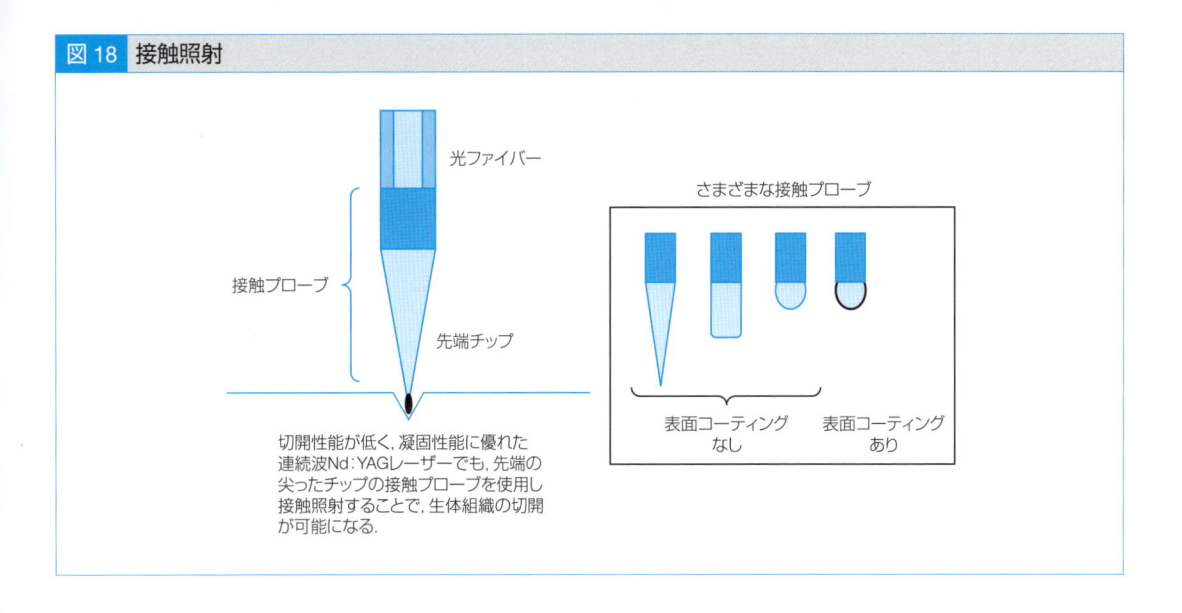

図 18　接触照射

光ファイバー

さまざまな接触プローブ

接触プローブ

先端チップ

表面コーティング
なし

表面コーティング
あり

切開性能が低く，凝固性能に優れた連続波Nd：YAGレーザーでも，先端の尖ったチップの接触プローブを使用し接触照射することで，生体組織の切開が可能になる．

C. 血管内レーザー焼灼 (endovenous laser ablation)

　　伏在静脈（大伏在，小伏在，副伏在静脈）に弁不全を有する一次性下肢静脈瘤に対して，弁不全のある伏在静脈内にファイバーを挿入して血管内レーザー焼灼を行う治療法です．血管内に挿入したファイバー先端から照射されるレーザーが血液に直接照射されることと，静脈壁に直接照射される二つの機序により静脈閉塞が起こるとされています．980 nm や 1,470 nm などの波長の半導体レーザーが臨床使用されています．

文 献

1) Muller G, Schaldach B. Basic laser tissue interaction ; safety and laser tissue interaction. Advances in Laser MedicineⅡ, Ecomed, Munich, pp.17-25, 1989.
2) 菊地　眞，桜井靖久．レーザー光に対する生体反応．レーザーの臨床，メディカルプランニング，札幌，pp.56-76，1989.
3) 菊地　眞．レーザー医学の基礎．レーザー治療：最近の進歩，波利井清紀，長田光博，菊地　眞（編），克誠堂，東京，pp.18-25，1997.
4) Furzikov NP. Different lasers for angioplasty ; thermooptical comparison. IEEE J Quantum Electron **23**：1751-1755, 1987.
5) Srinivasan R. Ablation of polymers and biological tissue by ultraviolet laser. Science **234**：559-565, 1986.
6) Duck FA. Physical Properties of Tissue, Academic Press, London, 1990.
7) Welch AJ, Motamedi M, Rastegar S, et al. Laser thermal ablation. Photochem Photobiol **53**：815-823, 1988.
8) Walsh JT Jr, Deutsch TF. Pulsed CO_2 laser tissue ablation ; measurement of ablation rate. Lasers Surg Med **8**：264-275, 1988.
9) 日本胃癌学会（編）．胃癌治療ガイドライン医師用，5版，金原出版，東京，2018.
10) Fuccio L, Hassan C, Ponchon T, et al. Clinical outcomes after endoscopic submucosal dissection for colorectal neoplasia ; a systemic review and meta-analysis. Gastrointest Endosc **86**：74-86, 2017.
11) 石井克典，小畑大輔，間　久直，ほか．炭酸ガスレーザーによる選択的粘膜層切開および低侵襲粘膜下層剥離—基礎相互作用を治療機器開発及び臨床研究へ橋渡し．レーザー研究 **39**：111-117，2011.
12) 森田圭紀，有吉隆佑，本多典広，ほか．消化器領域の炭酸ガスレーザー——より安全な内視鏡的粘膜下層剥離術を目指した，炭酸ガスレーザーを用いた新たな展開．日レーザー医会誌 **38**：413-420，2018.
13) Noguchi T, Hazama H, Nishimura T, et al. Enhancement of the safety and efficacy of colorectal endoscopic submucosal dissection using a CO_2 laser. Lasers Med Sci **5**：421-427, 2020.
14) 青木　章，水谷幸嗣，渡辺　久，ほか．ポジション・ペーパー（学会見解論文）；レーザーによる歯石除去；日本歯周病学会，日本レーザー歯学会．日レーザー歯会誌 **21**：100-109，2010.
15) 日本レーザー医学会安全委員会．歯石除去を対象としたレーザー治療の安全ガイドライン（解説）．日レーザー歯会誌 **22**（Suppl）：60-69，2011.
16) Japanese Society for Laser Dentistry. Safety guidelines for the laser removal of dental calculus. Laser Ther **21**：137-145, 2012.
17) 吉田憲司．レーザー療法．標準口腔外科学，第3版，野間弘康，瀬戸皖一（編），医学書院，東京，pp.468-473，2012.
18) 吉田憲司．レーザー治療．口腔科学，戸塚靖則，髙戸　毅（監），朝倉書店，東京，pp.409-412，2013.
19) 吉田憲司，嶋倉道郎，安孫子宜光，ほか．歯科用レーザーを安全に使用するための指針．日レーザー歯会誌 **23**：147-150，2012.
20) 吉田憲司．口腔外科領域におけるレーザー治療と課題—安全使用に向けて．日歯医師会誌 **64**：1231-1240，2012.

21) 吉田憲司. LLLT の基礎と臨床. レーザー歯学の手引き, 日本レーザー歯学会（編）, デンタルダイヤモンド, 東京, pp.92-97, 2015.

22) Imai T, Michizawa M, Arimoto E, et al. Cervicofacial subcutaneous emphysema and pneumomediastinum after intraoral laser irradiation. J Oral Maxillofac Surg **67**：428-430, 2009.

23) Matsuzawa N, Kinoshita H, Shirozu T, et al. Mediastinal emphysema caused by a dental laser. Asian J Oral Maxillofac Surg **22**：216-219, 2010.

24) 齋藤　誠. Er：YAG レーザー使用時に気腫を生じた一症例. 日レーザー歯会誌 **25**：27-31, 2014.

25) 新福玄二, 柏田政利, 恒吉勇男. 全身麻酔歯科治療中に広範な皮下気腫と縦隔気腫を認めた 1 例. 日臨麻会誌 **32**：238-242, 2012.

26) Manstein D, Herron GS, Sink RK, et al. Fractional photothermolysis：a new concept for cutaneous remodeling using microscopic patterns of thermal injury. Lasers Surg Med **34**：426-438, 2004.

27) 木村有太子, 竹内かおり, 高森建二ほか. ニキビ痕の治療. 日美容皮膚科会誌 **27**：15-21, 2017.

28) 大城貴史, 大城俊夫, 佐々木克己ほか. フラクショナルレーザー治療機器の光学的特性について. 日レーザー医会誌 **33**：175-179, 2012.

29) Kim TL, Alió Del Barrio JL, Wilkins M, et al. Refractive surgery. Lancet **393**：2085-2098, 2019.

30) Farkas A, Péteri L, Lorincz L, et al. Holmium：YAG laser treatment of ureteral calculi；a 5-year experience. Lasers Med Sci **21**：170-174, 2006.

31) Elmansy HM, Kotb A, Elhilali MM, et al. Holmium laser enucleation of the prostate；long-term durability of clinical outcomes and complication rates during 10 years of follow up. J Urol **186**：1972-1976, 2011.

32) Dretler SP, Watson G, Parrish JA, et al. Pulsed dye laser fragmentation of ureteral calculi；initial clinical experience. J Urol **137**：386-389, 1987.

33) 佐山　孝, 石塚雅治. 特集；レーザー結石破砕術パルス・ダイ・レーザー. 日レーザー医会誌 **13**：17-21, 1992.

34) Khalil M. Management of impacted proximal ureteral stone；extracorporeal shock wave lithotripsy versus ureteroscopy with holmium：YAG laser lithotripsy. Urol Ann **5**：88-92, 2013.

35) Berlien HP, Gerhard J. Applied Laser Medicine, Springer, Berlin, 2003.

36) Matsuoka K, Iida S, Inoue M, et al. Endoscopic lithotripsy with the holmium：YAG laser. Lasers Surg Med **25**：389-395, 1999.

37) Traxer O, Lechevallier E, Saussine C. Flexible ureteroscopy with Holmium laser；technical aspects. Prog Urol **18**：929-937, 2007.

38) Freiha GS, Kong DHC, Teichman JMH. Holmium：YAG laser damage to ureteral guidewire. J Endourol **11**：173-175, 1997.

39) Teichman JM, RogenesVJ, McIver BJ, et al. Holmium：yttrium-aluminum-garnet laser cystolithotripsy of large bladder calculi. Urology **50**：44-48, 1997.

40) Kara C, Resorlu B, Cicekbilek I, et al. Transurethral cystolithotripsy with holmium laser under local anesthesia in selected patients. Urology **74**：1000-1003, 2009.

41) Un-no T, Nagata M, Takayama T, et al. Cystolithotripsy for bladder stones；comparison of holmium：YAG laser with lithoclast as a lithotripsy device. Hinyokika Kiyo **46**：307-309, 2000.

42) 宍戸俊英, 榎本香織, 藤田直之, ほか. 初期治療経験に基づくホルミウムレーザー前立腺核出術（HoLEP）と TUR-P の比較検討. 日泌尿会誌 **99**：543-550, 2008.

43) Elzayat EA, Elhilali MM. Holmium laser enucleation of the prostate（HoLEP）；long-term results, reoperation rate, and possible impact of the learning curve. Eur Urol **52**：1465-1471, 2007.

44) 加藤治文（監）, 奥仲哲弥（編）. PDT ハンドブック, 医学書院, 東京, 2002.

45) Oleinick NL, Morris RL, Belichenko I. The role of apoptosis in response to photodynamic therapy；what, where, why, and how. Photochem Photobiol Sci **1**：1-21, 2002.

46) Kato H, Usuda J, Okunaka T, et al. Basic and clinical research on photodynamic therapy at Tokyo Medical University Hospital. Lasers Surg Med **38**：371-375, 2006.

47）Usuda J, Ichinose S, Ishizumi T, et al. Molecular determinants of photodynamic therapy for lung cancers. Lasers Surg Med **43**：591-599, 2011.

48）Gollnick SO, Evans SS, Baumann H, et al. Role of cytokines in photodynamic therapy-induced local and systemic inflammation. Br J Cancer **88**：1772-1779, 2003.

49）Usuda J, Okunaka T, Furukawa K, et al. Increased cytotoxic effects of photodynamic therapy in IL-6 gene transfected cells via enhanced apoptosis. Int J Cancer **93**：475-480, 2001.

50）Kato H, Furukawa K, Sato M, et al. PhaseⅡ clinical study of photodynamic therapy using mono-L-aspartyl chlorin e6 and diode laser for early superficial squamous cell carcinoma of the lung. Lung Cancer **42**：103-111, 2003.

51）Dougherty TJ, Gomer CJ, Henderson BW, et al. Photodynamic therapy. J Natl Cancer Inst **90**：889-905, 1998.

52）Muragaki Y, Akimoto J, Maruyama T, et al. Phase Ⅱ clinical study on intraoperative photodynamic therapy with talaporfin sodium and semiconductor laser in patients with malignant brain tumors. J Neurosurg **119**：845-852, 2013.

53）秋元治朗．原発性悪性脳腫瘍に対する光線力学的療法―その歴史的考察と未来への展望．日レーザー医会誌 **41**：318-328，2021.

54）矢野友規，武藤　学．食道癌に対する光線力学療法（PDT：photodynamic therapy）．日消化器内視鏡会誌 **59**：2740-2749，2017.

55）Yano T, Kasai H, Horimatsu T, et al. A multicenter phase Ⅱ study of salvage photodynamic therapy using talaporfin sodium（ME2906）and a diode laser for local failure after chemoradio therapy or radiotherapy for esophageal cancer. Oncotarget **8**：22135-22144, 2017.

56）Ohshiro T, Calderhead RG. Low Level Laser Therapy；A Practical Introduction, John Wiley & Sons, London, 1988.

57）Ohshiro T. The laser apple；a new graphic representation of medical laser applications. Laser Ther **8**：185-190, 1996.

58）Mester E, Szende B, Gartner P. The effects of laser beams on the growth of hair in mice. Radiobiol Radiother（Berl）**9**：621-626, 1968.

59）Mester E. Laser application in promoting of wound healing. Laser in Medcines, ed by Koebner HK, John Wiley & Sons, Chichester, pp.190-213, 1980.

60）Karu T. Primary and secondary mechanisms of action of visible to near-IR radiation of cells. J Photochem Photobiol B **49**：1-17, 1999.

61）Smith KC. The photobiological basis of low level laser radiation therapy. Laser Ther **3**：19-24, 1991.

演習問題

1. 連続波（CW）レーザーの生体作用で**正しい**のはどれか.
   （1）鋭利な切開を行うためには，光深達（侵達）長の大きなレーザーが適している.
   （2）熱凝固による止血を行うためには，光深達長の小さなレーザーが適している.
   （3）平均パワーが等しければ，パルスレーザー照射と治療効果は同じである.
   （4）ビームのスキャン速度を速くすると，周囲組織への熱影響を小さくできる.
   （5）う蝕治療（歯の切削）に水の吸収が大きなレーザーは適さない.

2. パルスレーザーの生体作用で**誤っている**のはどれか.
   （1）同じ特性のレーザーパルスを用いる場合，繰り返し速度の遅いほうが周囲組織への熱影響を生じやすい.
   （2）パルスエネルギーが同じ場合，時間幅が長いほうが熱影響を生じやすい.
   （3）時間幅が数 100 ピコ秒のレーザーにより，メラニン色素を光機械的に破壊することができる.
   （4）目の角膜に対して，フェムト秒レーザーによりフラップを作らず実質片を取り出すことができる.
   （5）水中で結石に照射することにより，衝撃波を発生させて結石を破砕することができる.

3. 熱緩和時間について**誤っている**のはどれか.
   （1）レーザー照射により標的組織で発生した熱の半分が周囲へ拡散する時間のことである.
   （2）熱緩和時間より短い時間幅のレーザーパルスにより標的組織を選択的に治療できる.
   （3）色素性病変の場合，メラニン色素の熱緩和時間より短い時間幅のレーザーパルスを使用する.
   （4）血管病変の場合，赤血球の熱緩和時間より長いレーザーパルスを使用する.
   （5）脱毛の場合，毛の熱緩和時間より短い時間幅のレーザーを使用する.

4. 治療と使用するレーザーの組み合わせで**不適切**なのはどれか.
   （1）太田母斑 ─────── Q スイッチルビーレーザー
   （2）血管腫 ───────── 830 nm 半導体レーザー
   （3）脱毛 ─────── アレキサンドライトレーザー
   （4）結石破砕 ─────── パルス（波）色素レーザー
   （5）下肢静脈瘤 ─────── 1,470 nm 半導体レーザー

5. 悪性腫瘍に対する光線力学治療（PDT）で**誤っている**のはどれか.
   （1）腫瘍親和性のある光感受性薬剤を用いる.
   （2）光源として赤色半導体レーザーを用いる.
   （3）レーザー照射により発生する熱による抗腫瘍効果を用いる.
   （4）腫瘍血管を障害する効果がある.
   （5）副作用として光線過敏症に対する注意が必要である.

（正解と解説は p.122 参照）

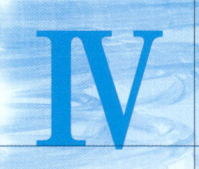

IV レーザー治療に関する安全対策の実際

本章ではレーザー安全にかかわる規約や規格，実際の医療現場でレーザーを使用する際の安全対策の実際について説明します．まずレーザーがなぜ危険であるか再確認し，次に JIS（日本産業規格）で定められている最大許容露光量，クラス分けなどについて学んでください．そのうえで，実際の医療現場でどのような安全管理体制や障害防止対策をとればよいか理解してください．実際に起きている事故例も呈示しますので，各自原因をよく見極め，とるべき対策について考えてみてください．

1 レーザー安全の考え方

　レーザーの危険性は，照射する生体組織上の放射照度（W/cm^2），波長，照射時間等によって大きく変わります．レーザーが目に入射すると網膜上で集光されるため，著しく危険です．とくに可視光および近赤外光は網膜に到達しやすく，かつ網膜の吸収率が高いために注意が必要です．目と皮膚に対しては最大許容露光量（MPE）が定められており，その定義について理解してください．また JIS によりレーザー製品は危険性の度合いに応じてクラス分けされており，2014 年の改正により 8 段階の分類となりました．レーザー治療器のほとんどは危険性のもっとも高いクラス 4，ないし次に高いクラス 3B に属します．各クラスの定義と注意事項を学んでください．

A. レーザーはなぜ危険なのでしょうか

　消費電力 100 W の電球の光と太陽光，およびレーザーの放射照度（強度，単位は W/cm^2）を比較してみましょう．図1のように，電球は消費電力が 100 W であっても光放射パワーは 2 W 程度になります．光が電球を中心として四方に一様に拡がるとすると，電球から 1 m の距離における放射照度は $20\,\mu W/cm^2$（μ は 10^{-6}）となります．太陽光の放射照度は日本の夏を想定すると，ほぼ 0.1 W/cm^{2}です．電球と違い，通常 1 W のレーザーといえば光放射パワーが 1 W であることを意味します．レーザーのビーム径（直径）が 1 mm とすると，発散角が非常に小さいため距離による放射照度の変化は小さく，放射照度は約 130 W/cm^{2}となります．太陽光の放射照度を基準にすると，電球は 1/5,000 であるのに対し，レーザーは 1,300 倍にもなります．レーザーに限らず，光の危険性は

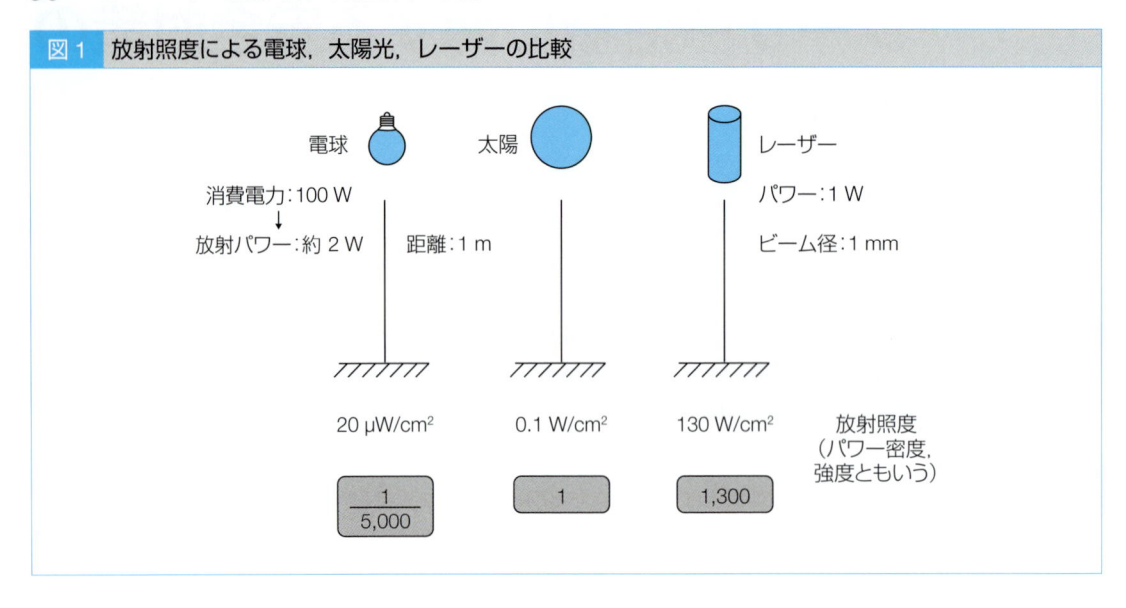

図1 放射照度による電球, 太陽光, レーザーの比較

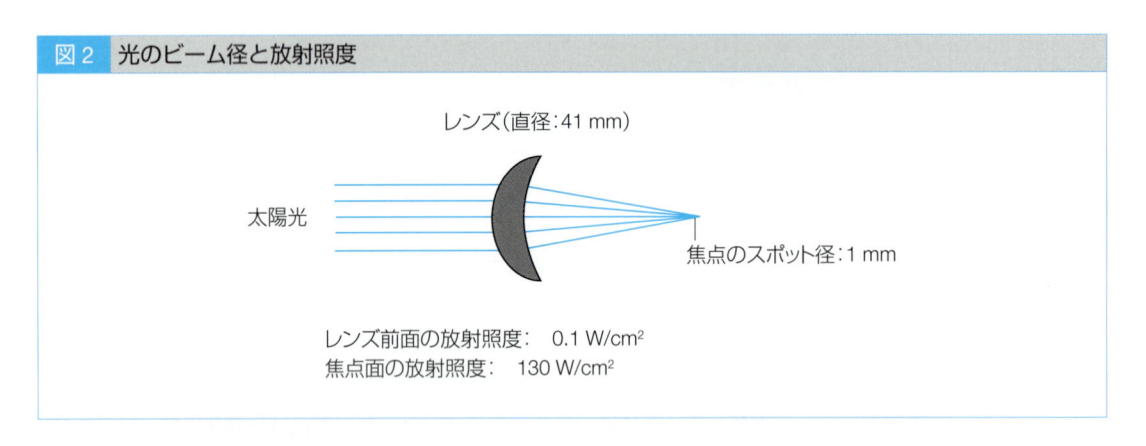

図2 光のビーム径と放射照度

光源の強さではなく, 受光面において単位面積当たりどれだけの光のパワーないしエネルギーを受けているかで考えなければなりません.

　例として図2に示したように, 上記の太陽光(放射照度は1Wのレーザーの1/1,300)を仮に口径41 mmのレンズでスポット径1 mmに集光したとすると, 焦点位置における放射照度は130 W/cm²となり, 図1のレーザーの放射照度と同等になります. レンズの前面に紙を置いても燃えませんが, 焦点位置に紙を置けば燃えます. 繰り返しになりますが, 光の危険性は放射照度(単位 W/cm²)で考えなければなりません. 太陽光であっても大きな口径の望遠鏡で観察したら非常に危険です.

B. 角膜上の放射露光と網膜上の放射露光

　目の構造は図3aのように角膜の後ろに水晶体があり, これらの屈折力により入射した光は網膜において像が結ばれます. レーザーの場合には焦点位置の直径は10〜20 μmほどの小さな点になります. 瞳孔の直径を7 mmとして, 角膜上の放射照度と網膜上の

図3	レーザーと電球の光による網膜像の相違

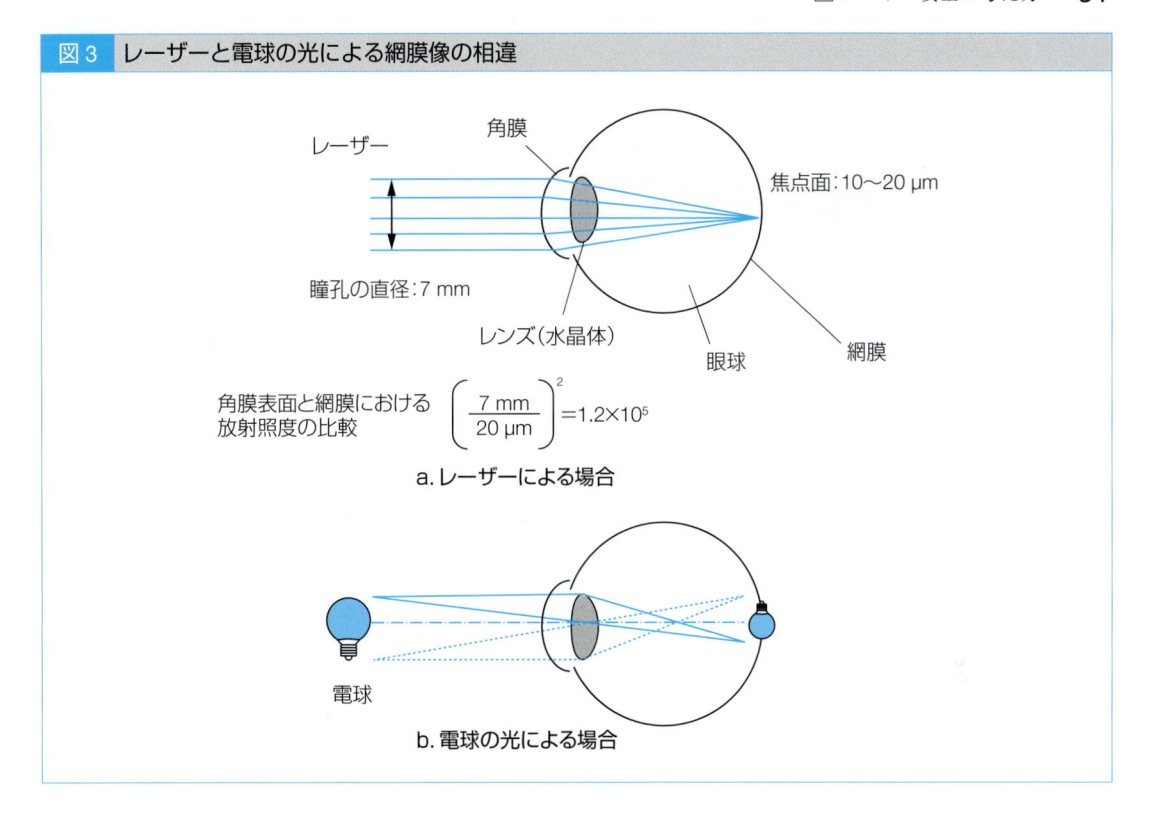

角膜表面と網膜における
放射照度の比較　$\left(\dfrac{7\text{ mm}}{20\ \mu\text{m}}\right)^{2}=1.2\times10^{5}$

a. レーザーによる場合

b. 電球の光による場合

放射照度を比較すると，図のように網膜上では約 10^{5} 倍にもなることがわかります．**角膜上では安全なレーザーも，網膜上では危険なレベルになる**ので注意が必要です．

　一方，**図3b** のように電球をみる場合を考えてみましょう．蛍光灯やろうそくの光の場合も同じです．電球からの光は平行光ではないので，網膜上では反転して像が写り，小さなスポットにはならず危険なレベルにはならないのが普通です．このことからも，レーザーが他の光源に比べて危険であることがわかります．

C. 可視光と非可視光による傷害部位の相違

　可視光と不可視光に対する目の傷害部位の相違について詳しく説明しましょう．

　図4a は光の角膜から網膜までの透過率と，網膜まで透過した光が網膜で吸収される割合（吸収率）を示したものです．波長 400～1,400 nm（n は 10^{-9}）の光は網膜まで到達するうえに網膜での吸収率が高いので，この波長帯域のレーザーは危険性が高くなります．その中でもとくに波長 500～600 nm の光（たとえば Ar イオンレーザー）は，角膜から網膜までよく透過するとともに，網膜でよく吸収されるので非常に危険です．また，**近赤外レーザーは網膜まで到達するにもかかわらず，目でみえないためとくに注意が必要です**．たとえば，内視鏡下のレーザー凝固治療装置に搭載されている Nd:YAG レーザー（1,064 nm）が該当します．さらにこのような不可視レーザーのガイド光に使われている赤色の半導体レーザーも目に入ると危険です（一般にガイド光は低パワーですが，網膜上では危険な放射照度に達する可能性があります）．

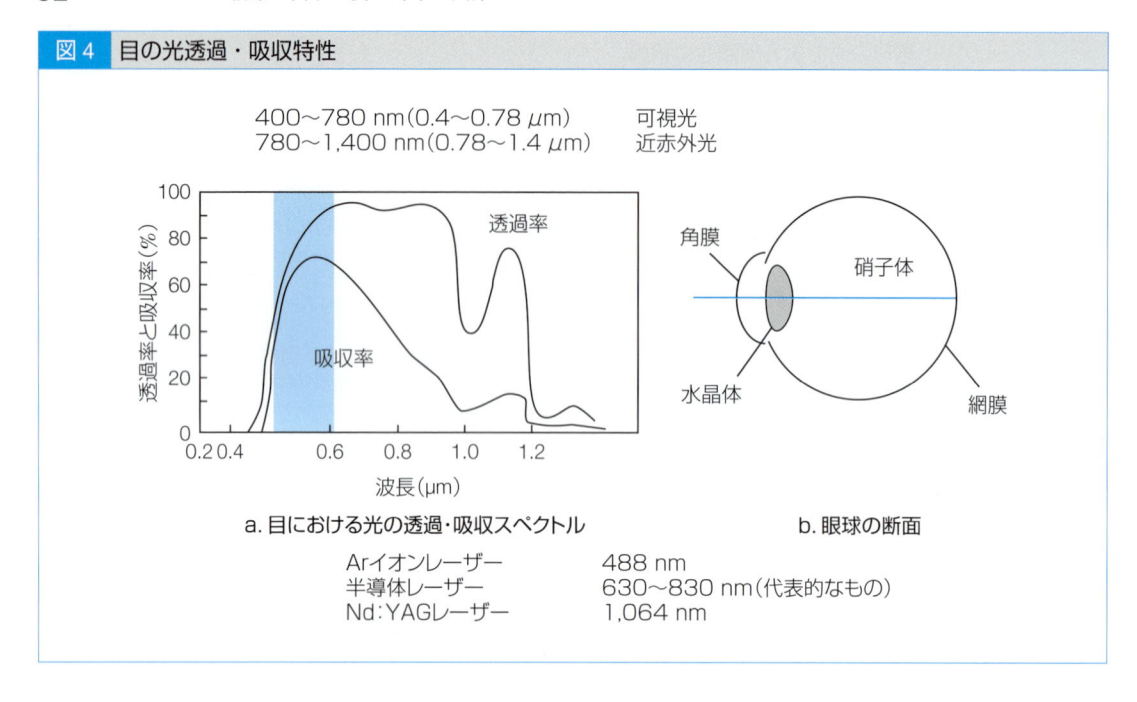

| 図4 | 目の光透過・吸収特性 |

400～780 nm（0.4～0.78 μm）　可視光
780～1,400 nm（0.78～1.4 μm）　近赤外光

a. 目における光の透過・吸収スペクトル　　　　b. 眼球の断面

Arイオンレーザー　　　488 nm
半導体レーザー　　　　630～830 nm（代表的なもの）
Nd：YAGレーザー　　　1,064 nm

表1　レーザーによる目の傷害

波長による光の透過特性	波　長	目の傷害
（角膜・網膜・硝子体・水晶体の図）	400 nm ～ 1,400 nm	400～780（可視光）網膜の出血，浮腫 780～1,400（近赤外）白内障，網膜熱傷
（眼球の図）	180～315 nm 3 μm～1 mm	180～315（紫外）角膜および結膜の炎症 3 μm～1 mm（遠赤外）角膜の熱傷
（眼球の図）	315～400 nm 1.4～3 μm	315～400（紫外）白内障 1.4～3 μm（中赤外）白内障，角膜の熱傷

　　目における波長による光の透過特性は，**表1**のように網膜まで到達するか，角膜でとどまるか，角膜を通ってレンズ（水晶体）でとどまるかの三つに大きく分けられます．前述したように400～1,400 nmの光は網膜まで到達するので，この波長帯域のレーザーが目に入ると，網膜が傷害を受ける危険性があります．180～315 nmの紫外光および3 μm以上の赤外光は角膜ないしその周辺組織の表面でほとんど吸収され内部に入りにくいのですが，これらの組織が傷害を受ける危険性があります．上記の波長帯域以外の光

表 2　光に対する過度の露光に伴う生体の病理学的影響

	波長	目	皮膚	
紫外 C (UV-C)	180 nm	光化学的角膜炎	紅斑（日焼け）皮膚老化加速色素の増加	
紫外 B (UV-B)	280 nm			
紫外 A (UV-A)	315 nm	光化学的白内障	色素の増強光線過敏症	
可視	400 nm	光化学的および熱的網膜損傷		
赤外 A (IR-A)	780 nm	白内障，網膜熱傷		皮膚のやけど
赤外 B (IR-B)	1.4 μm	前房フレア，白内障角膜熱傷		
赤外 C (IR-C)	3 μm	角膜熱傷だけ		
	1 mm			

（日本工業標準調査会．レーザー製品の安全基準 JIS C 6802：2014，日本規格協会，東京，pp.84-87，2014，一部改変）

（315～400 nm および 1.4～3 μm）はそれらの中間の性質があり，水晶体や硝子体（**図 4b**）が傷害を受ける危険性があります．このように**目の傷害部位は波長によって異なります**が，とくに危険なのは前述した理由からわかるように網膜です．角膜や水晶体は代替組織を利用できるため，傷害を受けても適正な手術によって機能回復が可能です．網膜は傷害を受けると多くの場合出血しますが，血液は時間経過とともに体内に吸収され，痛みも緩和されます．ところが，受光部位に瘢痕が残り，その機能が永久に失われてしまいます．視力低下，視野狭窄，視野の中の黒点などが生じて，現在の医療技術では治りません．

　表 2 は IEC および JIS 規格に掲載されている生体の病理学的影響に関する表です[1]．これらの規格ではレーザーの波長範囲を 180 nm～1 mm までとしており，レーザーの波長で，目や皮膚に与える影響を分けています．波長の区分は厳密ではなく，境界領域の波長については両者の影響を考慮する必要があります．目に対する傷害は**表 1** ですでに説明していますが，波長により角膜，水晶体あるいは網膜が過度のレーザー照射によって傷害を受けます．たとえば**網膜において可視レーザーや近赤外レーザーにより熱的損傷を引き起こす危険性があります**．皮膚の場合は過度のレーザー照射によって起こる傷害は，多くの場合熱傷です．また真夏の海辺や晴れた日の雪のゲレンデで生ずる日焼けが，比較的弱い紫外線のレーザーを長時間被曝することで起こります．繰り返しになりますが，**傷害をこうむる部位がレーザーの波長によって異なる**ことを理解してください．

　ここで波長 1.06 μm のパルス Nd：YAG レーザーによる網膜傷害例を紹介します．このレーザーは表 2 の赤外 A（IR-A）の領域に相当し，目にみえないレーザーです．露光時間は明らかでありませんが，1 パルス被曝した瞬間に目を閉じると考えられるため 1 秒以下と推定されます．**図 5** は受傷 12 日後の右眼底写真（a）と，OCT（optical coherence tomography）断層像（b）（色は疑似カラー）です．保護めがねを装着せずにレーザー

| 図5 | Nd：YAG レーザーによる網膜傷害事例（受傷 12 日後）［植田俊彦先生，中西孝子先生：昭和大学医学部，提供］ |

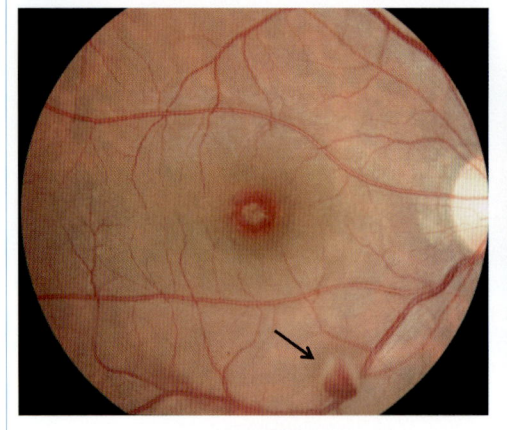

a. 眼底像

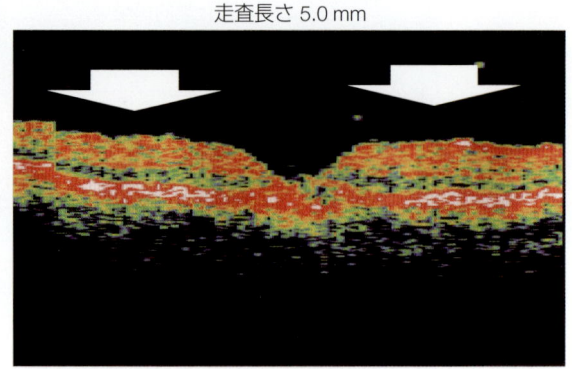

走査長さ 5.0 mm

b. OCT 断層像

| 図6 | レーザーによる皮膚傷害事例（大城貴史先生：大城クリニック，提供） |

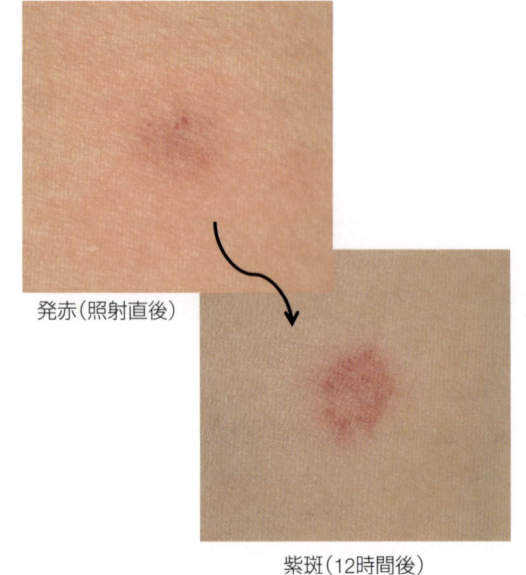

発赤（照射直後）

紫斑（12時間後）

a. 発赤・紫斑（色素レーザー）

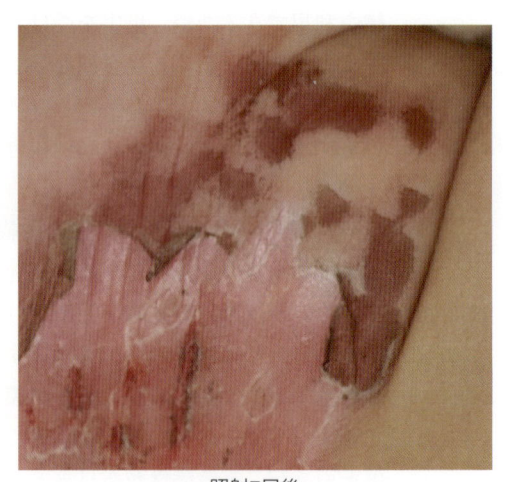

照射7日後

b. 熱傷（ルビーレーザー）

の光軸調整中に，放射エネルギー 50 mJ，ビーム直径 0.3 mm のレーザーが右目に入ってしまい，受傷した例です．レーザーを受けた直後は出血し，耐えがたい痛みがありました．時間経過とともに痛みは軽減されましたが，視野の中心が白く濁る自覚症状を訴えました．**図 5a** では，受傷直後にみられた中心窩の出血は円形の瘢痕を形成し，止血

されています．すでに出た血液が下方に溜まっている様子がわかります(黒矢印部分)．視力は左目が 1.5 に対し，レーザーが入射した右目が 0.5 に低下してしまいました．**図5b** では中心窩の正常な視細胞層構造はなく，その代わりに瘢痕組織による高反射層が赤く観察されています(白矢印部分)．網膜最下層の色素上皮細胞層～脈絡部にかけての範囲に異常はみられず，中心窩周辺では層構造に乱れはありません．

　次に，皮膚傷害例を紹介します．**図6a** は色素レーザー（波長 585 nm）照射直後および 12 時間後の状態を示しています．このレーザーは**表2**の可視に相当する黄色のレーザーです．放射露光（エネルギー密度）は 6 J/cm^2，ビーム直径は 7 mm，照射時間は 0.45 ms（ミリ秒）でした．照射直後は発赤が認められましたが，12 時間後には真皮内の血管損傷によって紫斑が形成されました．**図6b** はルビーレーザー（波長 694 nm）照射 7 日後の状態を示しています．このレーザーは**表2**の同じく可視に相当する赤色レーザーです．放射露光は**図6a**の色素レーザーの場合に比べて約 7 倍高い 40 J/cm^2，ビーム直径は 5 mm，照射時間は 0.2 ms でした．この例では II 度熱傷（真皮まで達する熱傷）をきたし，水疱が形成された後に，一部の表皮が剝離し，痂皮（かさぶた）が形成された状態です．このような事故が発生しないよう，万全の注意が必要です．

D. 最大許容露光量（MPE）[2]

　ヒトに対して，どのような強さのレーザーが危険であるかを実験で求めることは現実的に不可能です．また，危険レベルについては個人差があります．そこでレーザーの安全性を考えるときは，50% の人が傷害を受けるレーザーの強さの 1/10 の強さを安全なレーザーの強さとし，この値を国際的に最大許容露光量（MPE）と定めています．MPE は Maximum Permissible Exposure の頭文字をとったもので，この値以下の強さのレーザーを長時間照射されても傷害は生じません．上で説明した通り，この値は傷害のスレッシュホールド（スレシホールド，しきい値）を意味するものではなく，安全の観点から露光量を管理する指標と位置づけられます．

　MPE の値は目と皮膚とでは異なることはもちろんのこと，使用するレーザーの波長や照射時間，パルス幅などによっても異なります．したがって，レーザーの安全を考える場合には，まず使用するレーザーの波長，照射時間，パルス幅などから JIS C 6802 を参照して MPE を求めることが必要となります．実際には，レーザーの製造業者が MPE 値から導かれる AEL（被曝放出限界：Accessible Emission Limit）に基づき，次項で説明するクラス分けを行っています．治療に用いる医療用レーザー製品は危険性のもっとも高いクラス 4 に分類されているものが多いため，使用者は十分な安全対策を施すことが求められます．

E. レーザー製品のクラス分けとレーザー安全規格[3]

　MPE 以上のレーザーにもいろいろなパワーのものがありますから，それらをひっくるめて危険とするのはあまりにも大雑把です．そこで，危険の度合いに応じて分類したのがクラス分けです．

図7　どんなレーザー製品が危険か

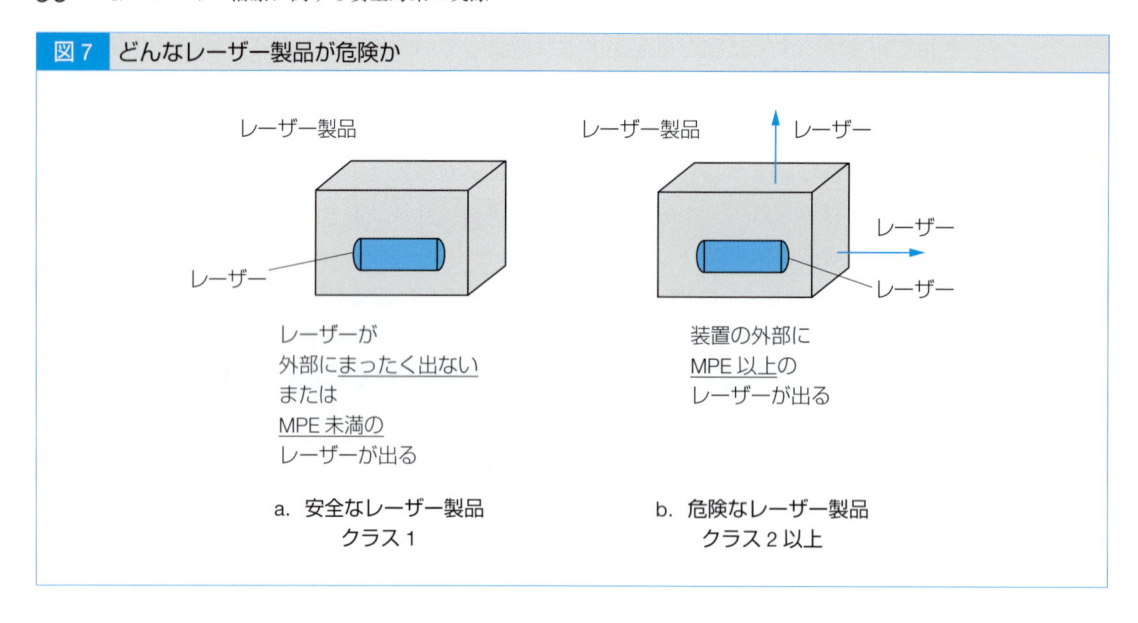

a. 安全なレーザー製品
クラス1

b. 危険なレーザー製品
クラス2以上

表3　レーザー製品のクラス分けによる危険評価

クラス1	合理的に予見可能な条件下で安全である
クラス1M	使用者が光学器具を用いた場合に危険になることがあるという点を除いて，クラス1に同じ
クラス1C	レーザー放射が当該目標に接触させて用いる場合，クラス1に同じ
クラス2	低パワー．通常，まばたき（2.5秒）などの嫌悪反応によって目は保護され，安全である．波長400〜700 nmに適用
クラス2M	使用者が光学器具を用いた場合に危険になることがあるという点を除いて，クラス2に同じ
クラス3R	直接ビーム内観察は危険になることがある
クラス3B	直接ビーム内観察は通常において危険である
クラス4	高パワー．拡散反射も危険になることがある

　図7aのように，レーザー発振器が密閉された箱（きょう体と呼ぶ）の中に納められ，そのきょう体の外部にレーザーがまったく出ない構造のレーザー製品の場合は，たとえ内部に強力なレーザーが使われていても，正しく使う限り危険性はないと考えます．レーザー製品の危険性は，その装置に使われているレーザーの種類や大きさではなく，図7bのように，その装置から外部に出てくるレーザーの強さによって決められます．

　クラス分けは表3のように，危険性の小さいものから順に，クラス1，1C，1M，2，2M，3R，3Bおよび4の8段階に分類されています[4]．クラス分けとともに，各クラスの危険性や，その危険性に対応した安全予防対策がレーザー安全規格としてJIS（日本産業標準–JIS C 6802）に制定されています．このJIS規格は2005年1月20日の改正で，それまでの5段階（クラス1，2，3R，3B，4）に補助光学系を考慮したクラス1M，2Mが追加され，7段階になりました．2005年以前の製品はクラス分けが修正されていないので注意してください．さらに，2011年3月22日に改正されて，波長範囲が200 nm〜1 mmから180 nm〜1 mmに変更されました．また，発光ダイオード（LED）がこの基準から除外されました．さらに，2014年9月にはクラス1Cが新たに追加され（コラム，p.97参照），JIS C 6802は大幅に改正されました．レーザー製品に貼付されるラベル

クラス 1C について

　ここでは，クラス 1C という新たに設けられたクラスについて説明します．対象となる主なレーザー製品はレーザー脱毛器です．内蔵されるレーザー装置のクラスは 3R，3B あるいは 4 です．アプリケーターと呼ばれるレーザー放射部が皮膚に接触するか，きわめて近接した場合にのみ，レーザーが放射されるような機能・構造をもっています．したがって，皮膚の所望部位のみにクラス 3R，3B あるいは 4 のレーザーが照射され，それ以外の方向にはきわめて弱いレーザーが散乱するのみです．この散乱したレーザーの放射照度は MPE 値より低いのでクラス 1 であり，本質的に安全なレベルですが，使用されるレーザーの波長は可視から近赤外領域ですので，目に対して危険です．使用する前に，皮膚に接触しない，あるいはきわめて近接しない限り，レーザーが放射されないことを確認しておくことが使用者にとっても重要です．

も刷新され，従前よりわかりやすくなりました（図 13 参照）．2005～2014 年の製品はクラス分けが 7 段階であり，現状ではこのクラス分けによるレーザー製品が使われています．今後，順次 8 段階のクラス分けによる製品が現れるので，ラベル等に記載されている製造年月日に注意してください．

　製造業者はそのクラス分けに対応した安全対策をレーザー製品に施すとともに，施した安全対策を安全情報として使用者に伝えることが義務づけられています．また，これらレーザー製品の使用者に対しても，レーザー製品を安全に使用するために行うべき各種の対策がこの規格に示されています．かつては，医療用レーザー製品はこの規格の適用範囲から除外されていました．それは医療用レーザー製品が，もともと危険性の高い状態と環境で使われるために，この規格だけでは対応できないからでした．2011 年の改正では，医療用レーザー製品も含めることになりました．そしてさらに，そこには JIS 規格のみならず，「クラス 3B または 4 の場合は IEC 60601-2-22 も適用する」と記述されています．JIS 規格に追加して，IEC 60601-2-22 には次の内容が明記されています[4,5]．医療用レーザー製品には一般のレーザー製品と異なり，電源スイッチのみならず，スタンバイスイッチ（レディスイッチ）やフットスイッチが装備されています．また，レーザーを放射端まで導く導光路（多関節ミラー形式や光ファイバー形式）やレーザー放射端であるハンドピースもあります．さらに，各種表示器や照射部位の照明についても IEC 規格では言及されています．

　CD・DVD プレーヤー，レーザープリンターなどはクラス 1 に分類され，本質的に安全なレーザー製品です．これらの製品は外部にまったくレーザーが出ないということで安全といえます．レーザーが装置の外部に出てくるレーザー製品もありますが，強さが MPE 以下の値になるように設計されています．しかし裸眼でみるときはクラス 1 のレーザー製品であっても，ルーペや顕微鏡を通してみることがある場合はクラス 1 を超える危険性があり，このような装置はクラス 1M に分類されます．裸眼でみるときとは異なり，対物レンズに入射されるレーザーがほとんど目に入射されるので，危険性が高まります．可視光（波長 400～780 nm）は目に入ると光として認識され，ある程度強い光に

図8 JIS C 6802 によるレーザー装置のクラス分け

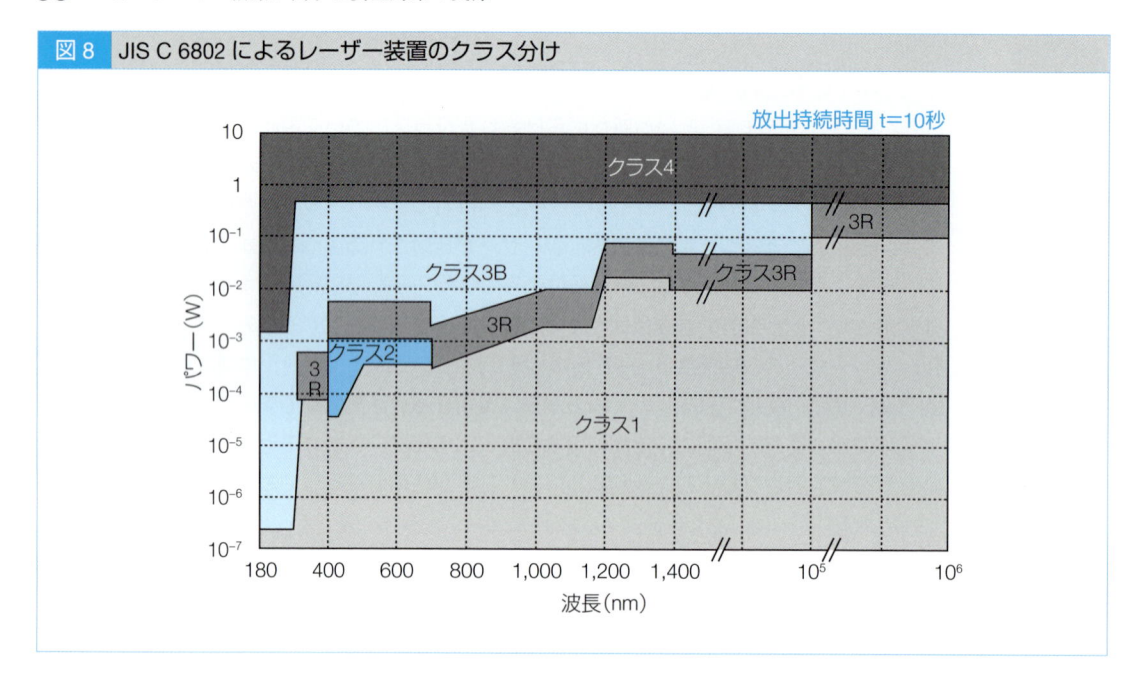

対しては"まばたき"など，光から回避する反射運動が起きるので，クラス 2 として特別に分類されます．まばたきなどの反射運動が起こるまでの嫌悪反応時間である 0.25 秒以上の持続時間をもつレーザー製品に対しては，嫌悪反応によって目が保護されるという見地からクラス 1 よりも大きなパワーである 1 mW までが許容され，嫌悪反応時間以下の持続時間のレーザー製品に対してはクラス 1 と同じレベルが要求されます．クラス 1M と同様に，顕微鏡等の光学機器を用いるクラス 2 のレーザーはクラス 2M と分類されます．

医療用レーザー製品のほとんどは，クラス 3B またはクラス 4 の危険性の高いレーザー製品です．クラス 4 のレーザー製品はもっとも危険なレーザー製品で，直接光だけでなく拡散反射光（Ⅱ章図 2 参照）も危険で注意が必要です．クラス 4 は 0.5 W で 10 秒以上の連続照射が可能なレーザーであるため，治療用レーザーのほとんどがこの中に入ります．低出力レーザー治療（LLLT）用レーザー装置は，接触しなければレーザー照射できない装置が多く，クラス 1C に分類されています．しかしながら，中には接触しなくてもスイッチ操作でレーザー照射できる装置があり，この場合はクラス 4 になるので注意が必要です．

図 8 は JIS 規格に基づいて計算したレーザー装置のクラス分けをグラフ化したものです[6]．放出持続時間が連続波で 10 秒間の場合ですので，縦軸のパワーを 10 倍した値が放射エネルギーとなります（Ⅰ章 ③ A 参照）．紫外領域は非常に弱いレーザーパワーでもクラスが上位にあることがわかります．ただし，この場合も境界領域は上位のクラスとして考える必要があります．また，クラス 1 であるからまったく安全であるということはなく，目安であることに注意する必要があります．

レーザーポインターの多くは赤色や緑色の可視光が用いられているため，クラス 2 のレーザーであり安全とされています．しかし通常の使い方ではない場合，想定外の傷害をこうむることがあり，消費者庁の国民生活センターにはレーザーポインターによる事

IPL について（2）

　IEC の基準では，連続的に放射する光源とパルス的に放射する光源をあわせて ILS（Intense Light Source）と表記しています．このうち，パルス的に放射する光源を IPLs（Intense Pulsed Light Source）と表記し，その光は小文字の（s）を省いて IPL（Intense Pulsed Light）と表記しています．光源には主にハロゲンランプが用いられ，紫外領域の光をフィルターでカットして，可視および近赤外領域の広いスペクトルをもちます．中にはハロゲンランプに加えて発光ダイオード（LED）を内蔵するものもあります（p.55）．IPL を用いた製品は当初，医療・美容用として開発されましたが，今では一般消費者が容易に購入できます．この現状に則して，IEC では家庭電化製品に関する基準の中に，この IPL を含めてインコヒーレントな光源に対する安全に考慮した標準化作業が進められています．最近では，IPL による治療で保護めがねが過熱され，熱傷などをこうむる事故が報告されています．この保護めがねは可視および近赤外領域の広範囲の光を減光させるもので，吸収が強いため長時間の使用ではめがねが過熱されてしまいます．そこで IEC では，IPL 用として適した保護めがねに対する標準化作業も進めることになっています．

故例が多数報告されています．事故例の多くは，故意に目に向けてレーザーを照射したことによる視力障害です．「クラス 2 は瞬間的な被曝のときは安全であるが，意図的にビーム内を凝視すると危険なレーザー製品」と JIS 規格に解説されており，レーザーポインターによる事故は「意図的なビーム内凝視」によるといえます．2012 年 5 月 21 日の金環日食で，太陽光による網膜傷害事例が多発したことからも，意図的な凝視の危険性が理解できるでしょう．最近では LED による傷害事例も報告されており，IEC 規格の改定が議論されています．

　映画「ダビンチコード」などの影響で一時期流行したシークレットペン（通常はみえないが，光を照射すると字などがみえる玩具）による網膜傷害事例も発生しており，実例を紹介します（尾花の報告[5,7]）．中心波長は 404 nm の紫色光，パワーは 5 mW でした．JIS 規格ではクラス 3R に相当します．少年が友人から，このシークレットペンを 20 秒間みつめるようにいわれ，2 回も同じことをした結果，直後には違和感がなかったものの，数日を経て違和感を生じたため来院した症例です．診断の結果，網膜に直径約 2 mm の瘢痕が認められ，傷害のあることがわかりました．網膜上での放射照度を計算した結果，$2.8\ J/cm^2$ となり，LED でヒトが傷害を受けたはじめての報告例になります．検討の結果，熱凝固とは考えにくく，光化学作用の可能性が大きいと考えられています．このように，特殊なケースですが，レーザーでなく LED でも傷害が起きる可能性があることを知っておいてください．

F．医療用レーザーにおける安全の特徴

　レーザー安全規格では，目的に適合した適切なレーザーが使われることが前提とされ

ています．工業用では，たとえレーザーの選択を間違えたとしても，加工品の品質や生産効率に問題が生じることはあっても，人体に対する安全の問題となる可能性は低いでしょう．しかし医療用では，レーザーの選択を間違えると，治療ができないだけでなく，レーザーの照射部に目的とは異なる組織破壊を生じる危険性があるため，適切なレーザーの選択は安全を確保するうえで大変重要です．たとえば，凝固を目的として波長 1.06 μm の Nd:YAG レーザーを用いるべきところに，波長 2.1 μm の Er:YAG レーザーを用いたとしたら，鋭利な切開が生じ，出血などの重大な事故を招きかねません．名前が同じ YAG（ヤグ）レーザーであっても，波長が異なると生体に与える効果は大きく異なるので，治療効果だけでなく安全上も問題であるという認識が重要です．

2 レーザー製造業者が行う安全対策

　　レーザー製品に貼られているラベルには，警告ラベル，説明ラベル，開口ラベルおよび保護きょう体ラベルの 4 種類のラベルがあります．これらの意味を理解してください．

A. ラベル：レーザー製品の安全基準の表示[8,9]

　前節の E 項にも記述しましたが，レーザー製造業者は JIS C 6802 に記載の要求事項に基づいて，そのクラス分けに対応した安全対策をレーザー製品に施すことになっています．さらに，施した安全対策を安全情報として使用者に伝えることが義務づけられています．この節ではレーザー製品に貼られているラベル表示について，その意味を理解してください．製品の大きさまたは設計上の観点からラベルを貼ることが非現実的である場合には，ラベルは使用者への情報（取扱説明書など）に記載するか，または包装に表示することになっています．語句の縁取りおよびシンボルの色は，クラス 1 を除いて，黄色地の上に黒でなければならないことになっています．

　警告ラベルは図 9 のように，クラス 2 以上のレーザー製品には必ず貼られています．レーザー製品以外でも各種電気製品などに，「警告」ラベル，「注意」ラベル，「禁止」ラベルが貼られています．「警告」とは取り扱いを誤った場合，使用者が死亡または重傷を負うことが想定される場合のことを指しています．「重傷」とは後遺症が残る，入院・長期通院を要する傷害や熱傷，失明などと説明されています．

　説明ラベルは図 10 に示したように，そのレーザー機器がどのクラスに属する装置か，どの波長のレーザーであるか，パワーはどれくらいかなどを示すものです．これに従って，後述する安全対策を施すことになり，たとえば使用すべき保護めがねの種類が決まります．また，どの程度の危険であるか想定することができます．

　使用している装置がレーザー装置であることがわかっていても，どこからレーザー光

図9　警告ラベル

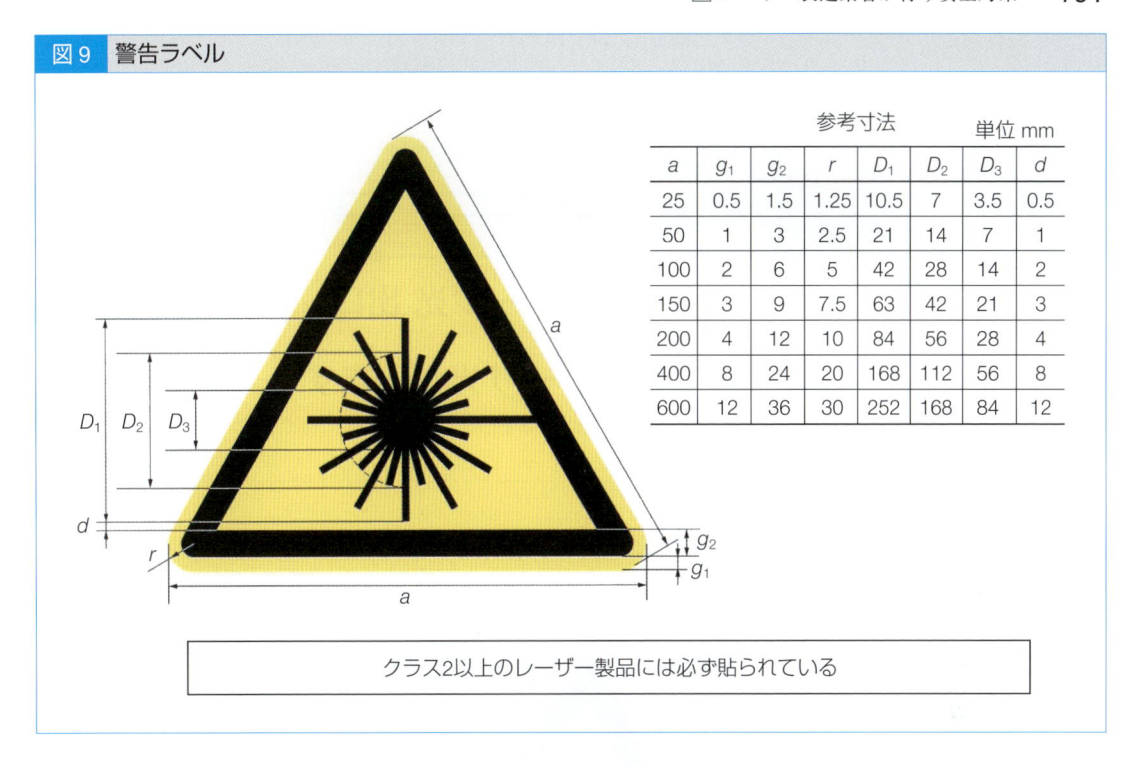

| 参考寸法 |||||||| 単位 mm |
a	g_1	g_2	r	D_1	D_2	D_3	d
25	0.5	1.5	1.25	10.5	7	3.5	0.5
50	1	3	2.5	21	14	7	1
100	2	6	5	42	28	14	2
150	3	9	7.5	63	42	21	3
200	4	12	10	84	56	28	4
400	8	24	20	168	112	56	8
600	12	36	30	252	168	84	12

クラス2以上のレーザー製品には必ず貼られている

図10　説明ラベル

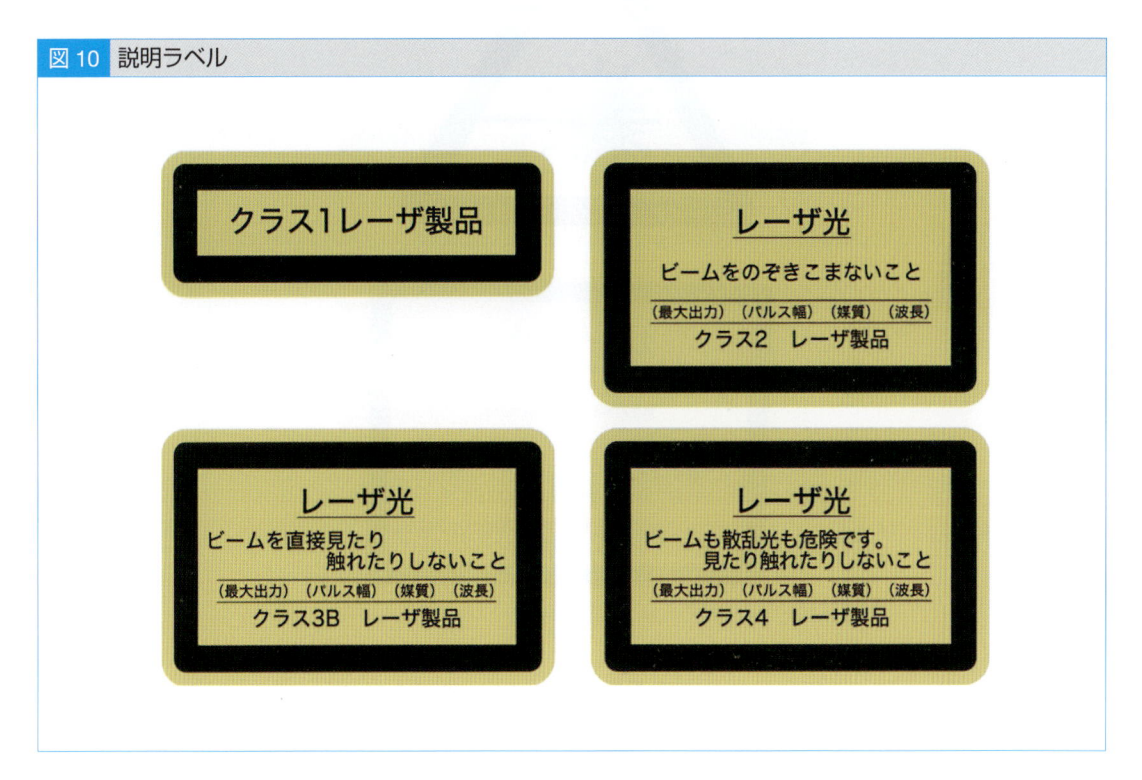

が出てくるのかを知らないと適切な対応ができません．そこで，レーザー光が出射される出口には**図11**のような開口ラベルが貼られています．さらに，使用者はその開口部

図 11 開口ラベル

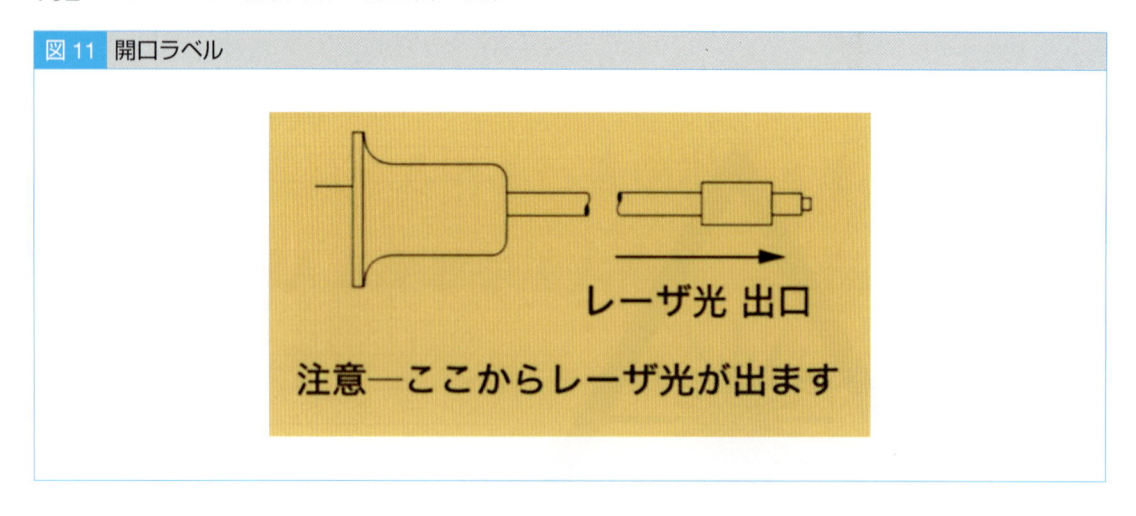

図 12 ラベルの実際

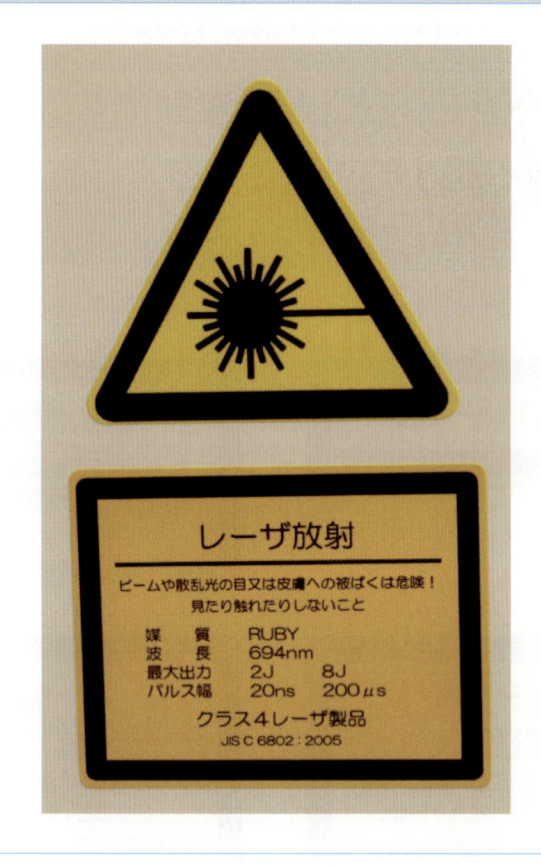

位から，どの向きにレーザーが放射されるか，確かめておく必要があります．開口ラベルはクラス 3R，クラス 3B およびクラス 4 のレーザー製品に貼らなければならないことになっています．

　実際のレーザー製品には，上述のラベルが図 12 のように複数貼られています．

　2014 年 9 月に改正された「レーザ製品の安全基準」JIS C 6802：2014（IEC 60825-1：

図 13 JIS C 6802：2014 に掲載されたクラス別のラベル

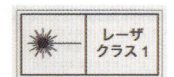

a. クラス1ラベル

b. クラス1Mラベル

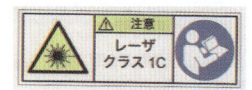

c. クラス1Cラベル

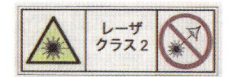

d. クラス2ラベル

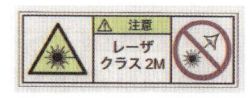

e. クラス2Mラベル

f. クラス3Rラベル

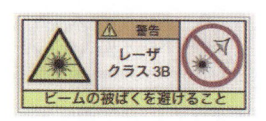

g. クラス3Bラベル

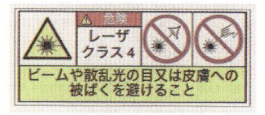

h. クラス4ラベル

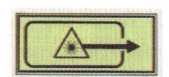

i. 開口部に貼付するラベル

2014）では，**図 13** に示すようにクラス別のラベルが表記されるようになりました[10]．これらのラベルは説明ラベルの代わりに製品に貼付してもよいとされている代替ラベルです．JIS C 6802：2011 の基準ではクラス 1 の場合，「クラス 1 レーザ製品」と記載した説明ラベルを付けなければならない，とされていましたが，2014 年版では**図 13a** に示す代替ラベルを製品に貼付してもよいことになりました．クラス 2 以上のクラスの代替ラベルも従前に比べてみやすくなりました．**図 13i** の開口ラベルも**図 11** に比べてわかりやすくなりました．今後は，これらのラベルが貼付された製品が登場するようになります．とくに，新基準で採り入れられたクラス 1C（**図 13c**）のレーザー製品が市場に出回ることになりますので，留意してください．

　保護きょう体ラベル（アクセルパネルに対するラベル）はクラス 1M 以上のレーザー製品に貼られています．たとえば，被曝放射が，クラス 3R の AEL を超えない場合には次の説明語句が記載されています．

　　　　『注意——ここを開くとクラス 3R のレーザー放射が出る
　　　　　　目への直接被ばくを避けること』
　　　被曝放射が，クラス 3B の AEL を超えない場合には，
　　　　『警告——ここを開くとクラス 3B のレーザー放射が出る
　　　　　　ビームの被ばくを避けること』
　　　被曝放射が，クラス 3B の AEL を超える場合には，
　　　　『危険——ここを開くとクラス 4 のレーザー放射が出る
　　　　　　ビームや散乱光の目または皮膚への被ばくを避けること』

3 使用者が行わなくてはならない安全対策

　わが国における医療用レーザー装置の安全基準は JIS C 6802（2014 年 9 月に改正）に基づいており，また各省庁からの通達により，安全管理体制や障害防止対策についての詳細が示されています．装置の使用者側が安全対策を励行することは責務であり，使用者側はレーザー装置のクラスに応じた対策を講じる必要があります．

　具体的には，使用者側はレーザー装置のクラス分類に応じ，管理区域内では障害予防対策を行う必要があります．眼障害の予防上，とくに保護めがねの着用は重要です．保護めがねを着用しなければならない意味を理解し，保護めがねを選択する際の注意事項に留意してください．また，使用するレーザー機器や実際に使用する状況（治療室内，顕微鏡下など）によってどのような危険が伴うのかを推定のうえ，適切な安全対策を励行してください．

A. 使用者が行わなくてはならない安全管理体制の構築と障害予防対策[11〜14]

　わが国における医療用レーザー装置の安全基準については，日本産業規格で定めた「レーザ製品の安全基準（JIS C 6802）」（2014 年 9 月に改正）が適用されています．JIS C 6802 では製造業者が行う安全対策が，また附属書 JA（使用者への指針）では使用者側が行うべき安全対策が示されています．

　また，医療用レーザー装置に関しては各省庁からの通達が出ており，これらを遵守しなければなりません．厚生省薬務局審査課長通知薬審第 524 号（1980［昭和 55］年 4 月 22 日）「レーザー手術装置について」の別紙【レーザー手術装置使用上の注意事項】において「使用者側の安全対策における注意事項について」が示されており，レーザー手術装置の管理方法や管理区域などについての詳細が記載されています．また厚生省薬務局医療機器開発課事務連絡審査実務連絡 91-7（1991［平成 3］年 8 月 6 日）の別紙 2【製造業者または販売業者の遵守事項】においては，「製造業者または販売業者（修理業も含む）は，装置を納入するに際し，使用者側の安全対策実施体制や，実施事項を確認する事」と記載されています．厚生労働省通達基発第 0325002 号（2005［平成 17］年 3 月 25 日）「レーザ光線による障害の防止対策について」では，JIS C 6802 のレーザーのクラス分けに基づいた，レーザー装置のクラス別の障害防止対策について記載されています．

　医療用レーザー装置の安全基準が示されている JIS C 6802 の実施については，使用者の責任において価値判断するべき問題ですが，労働安全衛生法の主旨に基づき厚生労働省より上記通達がなされているため，これらにより定められた障害防止のための安全対策を励行することは使用者の責務です．

　また医療行為を行うにあたっては，医療用レーザー装置自体に十分な安全対策が施されていても，使用者側において使用する立場の安全対策が講じられていなければ，患者や医療従事者の安全が確保されたとはいえません．使用者は使用者側の責任のもとで，

表 4　使用者の安全対策

クラス	4	3B	3R		2M 1M
			不可視光	可視光	
安全管理者の設置	○	○	○		○
管理区域とその標識	○	○			
キーによる運転管理	○	○			
保護具，保護めがね	○	○	○		
安全教育，訓練	○	○	○	○	○
有害ガス，粉塵処理	○	○			

備考　クラス 1C については今後定められる予定.

使用するレーザー装置のクラスに応じた安全対策を実施することではじめて安全に医療行為が行えるようになるのです.

　本章ではこれらの事項を踏まえたうえで，医療用レーザー装置を使用する際に使用者側が整えなくてはならない安全管理体制および障害予防対策を示していきます.

1. 使用者側が行うべき安全対策

　表 4 に示した管理項目はレーザー製品の使用者側が守るべきことで，医療用レーザー装置の大部分を占めるクラス 3B およびクラス 4 では，すべての安全項目を実施することが望ましいとされています.

　医療機関においては，開設者はレーザー安全管理者を選定し，安全管理者のもとで安全対策を行わなくてはなりません. 工業用レーザー装置の管理区域では，レーザー光をシールドできるように囲うのが普通ですが，臨床の現場で同じようにすることは困難です. しかしレーザー安全の面から考慮すると，囲うことができなくても，管理区域（レーザー機器を使用する領域）を設定し，その管理区域内に不必要に人が入らないようにするなどの対策を講じることが必要となります. またクラス 3B およびクラス 4 の装置は鍵（キー）がなければ装置の電源が入らないようになっており，鍵（キー）の管理が適切に行われることが要求されます. さらに有害ガス，粉塵処理の中には，レーザー装置の使用に伴って発生する生体の蒸散物質の速やかな除去対策も含まれます.

2. 使用者側の安全管理体制と管理項目

　医療用レーザー装置使用における安全管理体制は，医療機関の開設者，安全管理者およびレーザー機器の実際の使用者で構成されます. 表 5 にそれぞれの役割，管理項目の主なものを示します.

3. 管理区域内での管理事項

　表 6 に実際の管理区域内での管理事項を示します. クラス 3B 以上のレーザー製品が設置されている場所には管理区域を設定し，安全対策に必要な器具等を設置し，各種の表示をしなくてはなりません. 管理区域であることがわかるように掲示し，その中にはレーザー名や最高出力，警告表示，さらに入室時の注意事項なども表示する必要があり

表 5　使用者の安全管理体制と管理項目

関 係 者	管 理 項 目
医療施設の開設者	安全管理者の選定（正副最低 2 名） 安全管理区域を設定し，必要な表示を行う
安全管理者	保管・管理の責任者 装置の使用者を指定し，教育を行う キーや保護具の保管・管理 定期点検と点検簿記入
使 用 者	使用前後の装置の点検 保護具の着用，患者の危険防止策

表 6　管理区域内での管理事項

管 理 項 目	内 容
設備，備品の整備	装置の維持，管理に必要な設備の設置 保守点検を定期的に行い，点検簿に記入 （レーザー出力や光軸，照射パターンなど）
管理区域表示等	管理区域の表示，使用レーザー名などの表示 入室時の諸注意事項の掲示 管理区域のキーロック（鍵施錠）の励行
機器のキー	キーの保管・管理
保 護 具	保護具の着用，患者の危険防止策

ます．管理区域はキーロックにより区域されることが望ましく，また上述したようにレーザー製品はキーによる保管・管理を行う必要があります．また保護めがねなどの保護具を用意のうえ，レーザー使用にかかわる者（術者，介助者，患者など）に対しての危険防止策を講じる必要があります．実際の臨床上における管理区域内での管理方法に関しては後述します．

B.　保護めがねの着用義務[15]

1.　保護めがねと OD 値

　これまで何度も述べているように，目の障害に対する安全対策はレーザー安全上もっとも重要です．クラス 3B 以上のレーザー製品を扱う場合には，使用者自身が用意しなければならない安全用具として保護めがねは不可欠です．

　保護めがねを着用する目的は，目に入るレーザー光が強くて危険な場合を想定して，保護めがねによってレーザー光の強さを安全なレベルにまで減衰させることです．レーザーにはいろいろな種類があるので，保護めがねはそれらの種類に対応したもので，しかも十分に安全なレベルにまで減衰できるものでなければなりません．

　保護めがねには，入射されたレーザー光をどの程度弱められるかを表す光学濃度（OD：Optical Density）の異なる多様な種類のものがあり，目的に適合したものを使用しなければ安全を確保することはできません．保護めがねの光学濃度は次式で定義されます（図 14）．

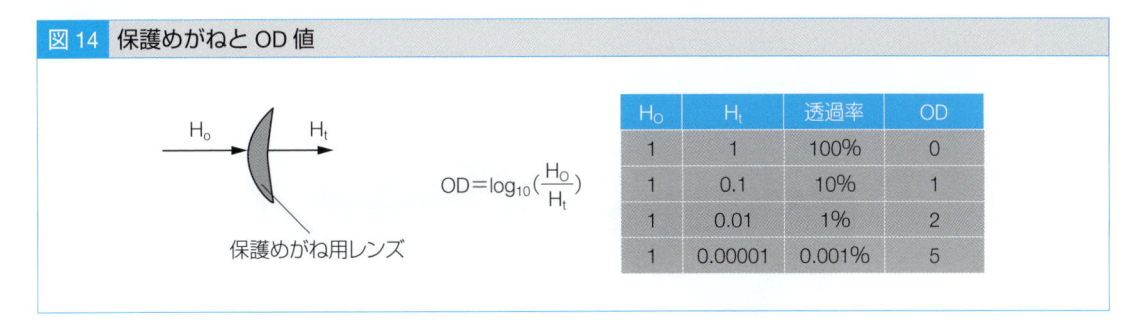

図 14　保護めがねと OD 値

OD＝$\log_{10}(\dfrac{H_0}{H_t})$

保護めがね用レンズ

H_O	H_t	透過率	OD
1	1	100%	0
1	0.1	10%	1
1	0.01	1%	2
1	0.00001	0.001%	5

表 7　保護めがねを選択するときの注意事項

1. 使用するレーザー光の**波長**に適合しているか
   一つの波長だけでなく，2 波長に対して適合しているかを確認する必要がある場合もある
2. 被曝する可能性のあるレーザー光の強度に対して十分な**減衰**が得られる OD 値を有しているか
   OD 値はどの程度の光の強度の減衰を得られるかを示している
3. レーザー光の強度に耐えられる**強度**を有するか
   パルス波と連続波では必要な強度が異なる
4. めがね枠の形状も含め，レーザー光が目に入る危険性を排除できる**構造**か

$$OD＝\log_{10}(\frac{H_0}{H_t})$$

ここでは H_0 はめがねへの入射レーザーの強度（放射照度），H_t は透過レーザー光の強度（放射照度）です．OD 値は入射光と透過光の比の常用対数であることから，OD 値が 2 であれば入射光が 1/100 に，3 であれば 1/1,000 になります．入射光の強さを 1/10,000 にしたいときには OD 値が 5 の保護めがねが必要です．

2. 保護めがねを選択するときの注意事項

　　保護めがねのカタログをみるといろいろな種類のものがあります．この中から使用しようとするレーザー光に適合する保護めがねを選んで適切に使用しなければレーザー安全は保てません．表 7 に保護めがねを選択するときの注意をまとめました．

　　保護めがね選択の条件としては，使用するレーザーの波長に適合し，そのレーザー光の強度（放射照度）を安全なレベルにまで減衰するのに必要な OD 値を有し，レーザー光の強度に耐えうる強度を有し，フレーム形状（めがね枠）を含めレーザー光が眼に入る危険性を排除できる構造である必要があります．

　　レーザーの波長により選択する保護めがねは異なります．近年，異なる 2 波長を連続発振する特殊なレーザー装置も開発されており，それに応じて二つの異なる波長に対して適合する保護めがねも開発されています．また保護めがねの強度は波長が同じでもレーザーがパルス波か連続波かによっても異なるため，耐えうる強度であるかを確認するようにしてください．

3. 保護めがねのフレーム形状の種類

　　保護めがねのフレーム形状にもいろいろな種類があります（図 15）．正面からのレー

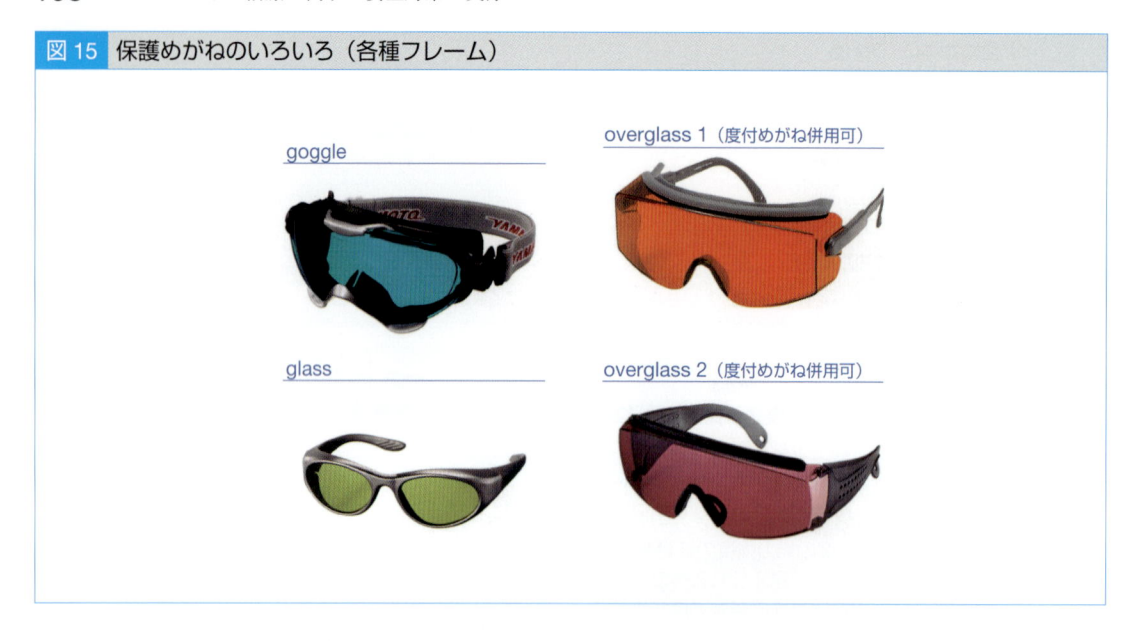

図 15　保護めがねのいろいろ（各種フレーム）

goggle

overglass 1（度付めがね併用可）

glass

overglass 2（度付めがね併用可）

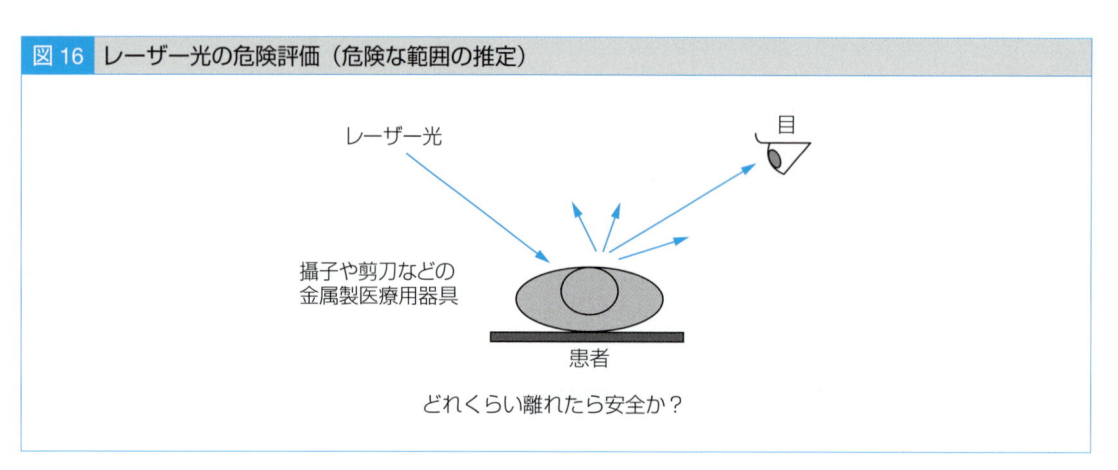

図 16　レーザー光の危険評価（危険な範囲の推定）

レーザー光

目

攝子や剪刀などの
金属製医療用器具

患者

どれくらい離れたら安全か？

ザー光だけでなく，**目の周辺から入るレーザー光に対しても考慮**しておかなければなりません.

C. レーザー光による危険範囲の推定[16～18]

　医療用レーザー装置が使用される環境では，患者のほかに術者，介助者などの医療従事者など多数がかかわり，また治療において光の反射や吸収の起こる医療器具（金属製手術用器具やガーゼなど）や顕微鏡のようなレンズを通して患部を観察する器具などを併用することが多いものです．そのような環境において，安全対策を施すことが求められているのです（図 16）.

　医療用レーザー装置から照射されるレーザー光は，光学設計上，距離とともに放射照度が小さくなるものが多く，ある程度以上離れれば安全になる距離があります．**レーザー製品の使用に当たっては危険な範囲をあらかじめ推定し，その範囲内で安全対策を**

図 17　距離と危険範囲

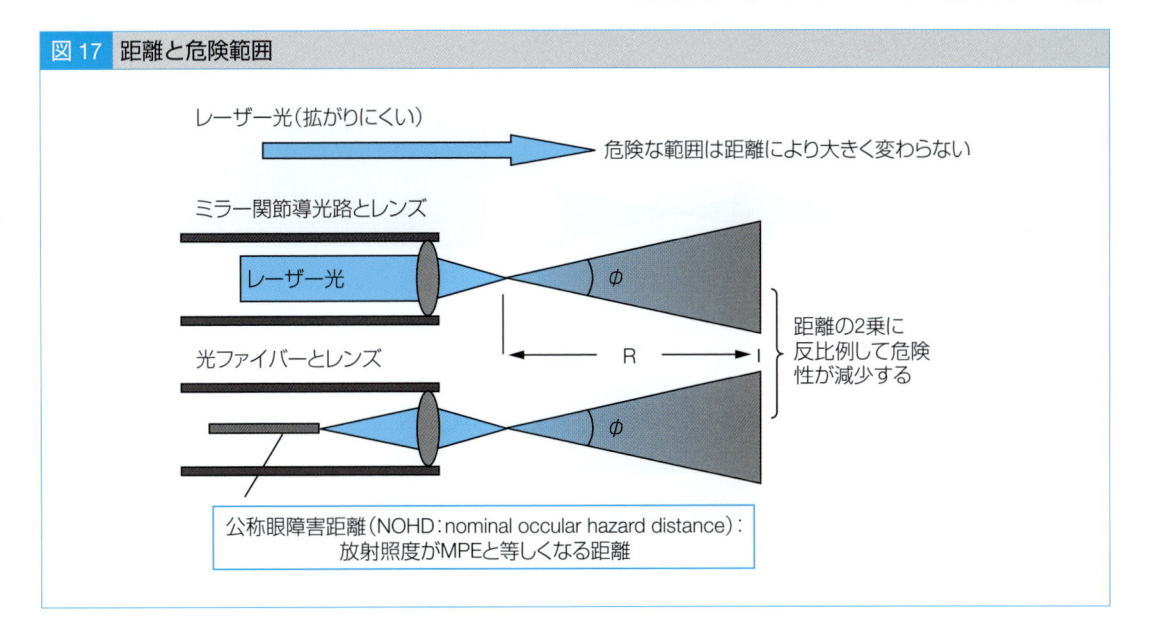

レーザー光（拡がりにくい）

危険な範囲は距離により大きく変わらない

ミラー関節導光路とレンズ

レーザー光

φ

光ファイバーとレンズ

R

φ

距離の2乗に
反比例して危険
性が減少する

公称眼障害距離（NOHD：nominal occular hazard distance）：
放射照度がMPEと等しくなる距離

施すことが求められます．

1. 距離と危険範囲

　通常レーザー光は平行光に近く拡がりにくい光です．そのようなレーザー光を用いた治療を直接受ける場合には，部屋の中のどこにいても危険な範囲は同じと思われるかも知れません．しかし実際の医療用レーザー装置のほとんどはプローブ先端にレンズが装着されていて，プローブから数 cm のところに焦点を結ぶように設計されているため，この場合には焦点位置から遠ざかるに従ってビームは**図 17** のように拡がり，放射照度は距離の 2 乗に反比例して弱くなり，危険性は減少します．照射照度が距離によって減弱し，MPE と等しくなる距離のことを，レーザー安全の立場から公称眼障害距離（Nominal Ocular Hazard Distance：NOHD）といい，この距離よりも近い範囲は危険であり，遠ければ安全であると考えます．したがって，実際の臨床現場で NOHD を推定しておくことが重要なのです．

　ここでは，異なった波長のレーザー光を同じ条件で照射した場合の NOHD がどのように変わるのかをみてみましょう．

a. CO_2レーザーの場合

　CO_2レーザー（波長 10.6 μm）は多くの場合，多関節ミラーで導光され，ハンドピースのプローブ先端には通常レンズがはめ込まれていて，プローブから出射した光は，焦点を結んだ後はレンズの焦点距離で決まる拡がり角で拡がっていきます（**図 17** の中段参照）．したがって焦点位置から離れるほど危険性は少なくなります．ここでは拡がり角を 16°，照射時間を 1 秒，プローブから出射したレーザー光が手術部位で焦点を結ぶと仮定して，レーザー光の出力が 5 W と 20 W のときの危険な範囲（NOHD）を**図 18** に示しました．危険な範囲は，5 W では手術部位から 12 cm の半球状の内部となり，20 W では 24 cm となります．周囲で手術に携わっている人たちも通常は 24 cm 以上離れている

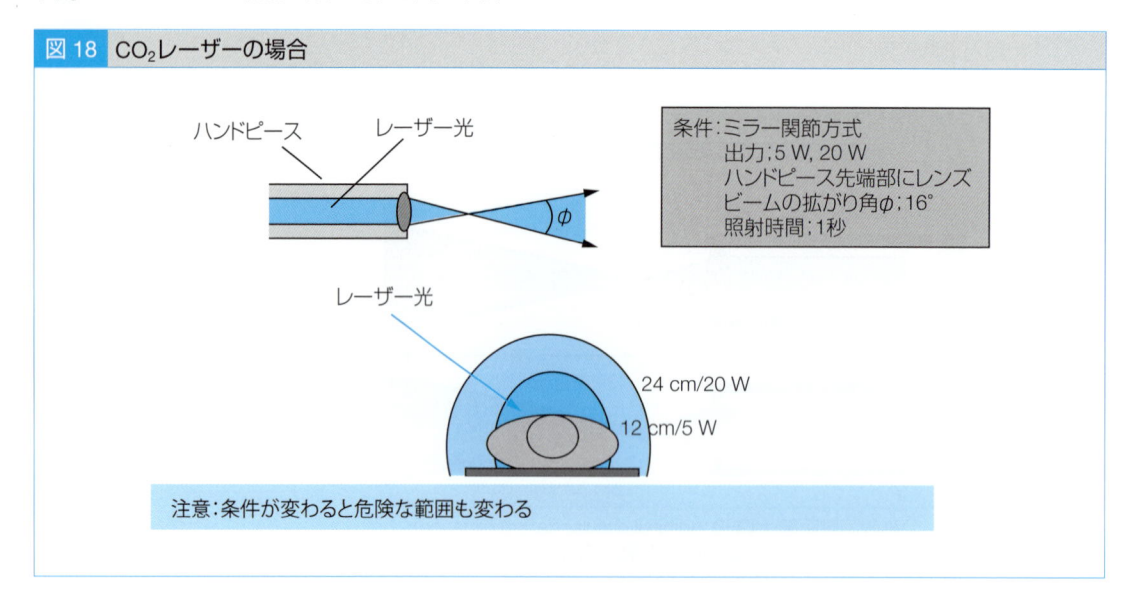

図 18　CO₂レーザーの場合

ハンドピース　レーザー光

条件：ミラー関節方式
　　　出力；5 W, 20 W
　　　ハンドピース先端部にレンズ
　　　ビームの拡がり角φ；16°
　　　照射時間；1秒

レーザー光

24 cm/20 W
12 cm/5 W

注意：条件が変わると危険な範囲も変わる

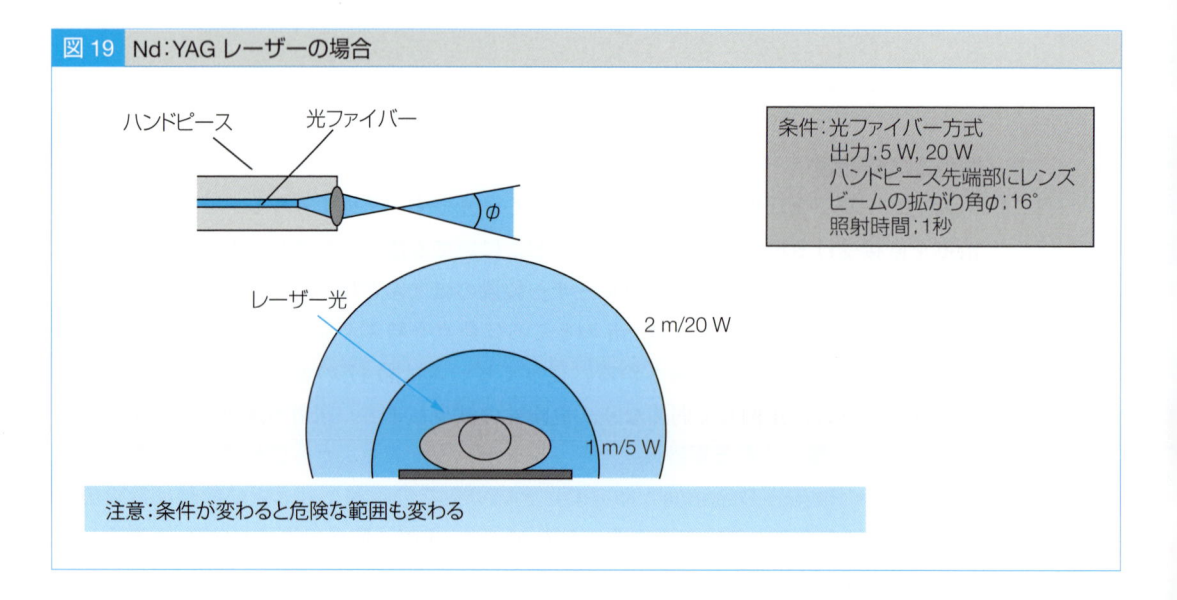

図 19　Nd：YAG レーザーの場合

ハンドピース　光ファイバー

条件：光ファイバー方式
　　　出力；5 W, 20 W
　　　ハンドピース先端部にレンズ
　　　ビームの拡がり角φ；16°
　　　照射時間；1秒

レーザー光

2 m/20 W
1 m/5 W

注意：条件が変わると危険な範囲も変わる

ので，20 W くらいまでならば周囲の人は安全な範囲に入る可能性が高いと推定されます．しかしレーザー光がどのように放射されるかは予測がつかないため，保護めがねは着用しなければなりません．

b. Nd：YAG レーザーの場合

　次に Nd：YAG レーザー（波長 1,064 nm）についてみてみましょう．Nd：YAG レーザーは網膜の障害を起こしやすいため，このレーザー光に対する MPE は CO₂レーザーに比べて桁違いに小さく危険です．Nd：YAG レーザー光は光ファイバーで導光可能で，出射後はレンズにより集光され，焦点位置よりも遠方では拡がります．ここでは条件を前述の CO₂レーザーの場合と同じにして，危険距離を算出したものを図 19 に示します．危険な範囲はレーザー光の出力が 5 W では 1 m の半球状の内部となり，20 W では 2 m

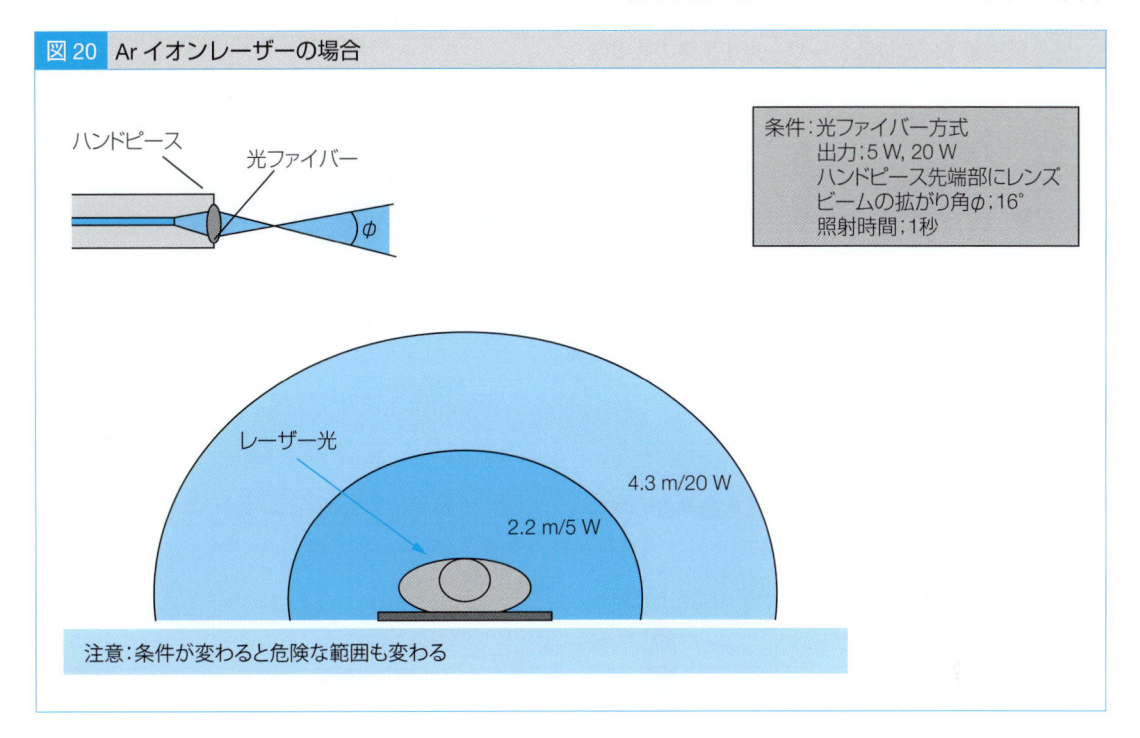

図20　Ar イオンレーザーの場合

ハンドピース
光ファイバー

φ

条件：光ファイバー方式
出力：5 W, 20 W
ハンドピース先端部にレンズ
ビームの拡がり角φ；16°
照射時間；1秒

レーザー光

4.3 m/20 W

2.2 m/5 W

注意：条件が変わると危険な範囲も変わる

となります．CO_2レーザーの危険範囲が 5 W で 12 cm であったことから，単純に危険範囲の距離で比較すると，Nd：YAG レーザーは CO_2 レーザーと比較すると約 8 倍強も大きく，危険性が高いことがわかります．

c．Ar イオンレーザーの場合

最後に Ar イオンレーザー（波長 514.5 nm）についてみてみましょう．Ar イオンレーザーは光ファイバーにより導光可能なレーザーであり，照射条件を前述の CO_2 レーザー，Nd：YAG レーザーと同様とした場合の危険な範囲を**図20**に示しました．Ar イオンレーザーの MPE は Nd：YAG に比べてさらに小さく，網膜障害の危険性が大きいため，レーザー光の出力が 5 W のときの危険な範囲は 2.2 m，20 W では 4.3 m となり，危険範囲は拡大することがわかります．したがって Ar イオンレーザーを使用する場合は，レーザーを使用する室内にいるすべての人が危険範囲内にいると考えたほうがよく，保護めがねの常時着用がとくに重要です．

2．顕微鏡下におけるレーザー光使用時の危険度

顕微鏡を用いて治療部位を拡大観察しながらレーザー治療を行う場合があります．顕微鏡下でレーザー光を扱う場合には，対物レンズや接眼レンズなどを通して目にレーザー光が入ってくる可能性があるため，通常の使用と比較して危険度が増します．

図21のように顕微鏡使用下においては，対物レンズに入射した光のほとんどは接眼レンズから目に入射されます．通常は対物レンズの大きさは接眼レンズよりも大きいため，接眼レンズ面での放射照度は対物レンズ面よりも大きくなります．対物レンズは手術部位に近い位置に配置されるため，反射レーザー光の放射照度は高くなります．

図 21　顕微鏡下におけるレーザー光使用時の危険度

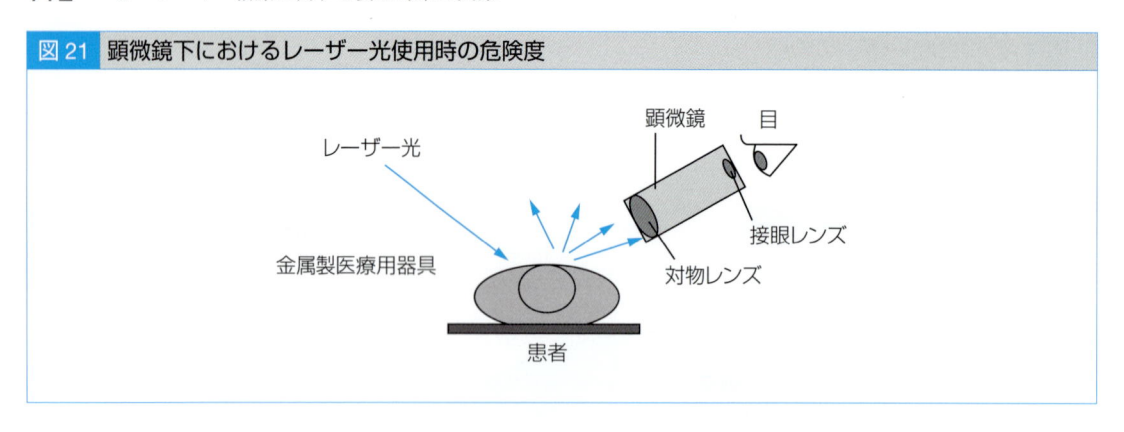

図 22　顕微鏡下における目に対しての危険度の増加

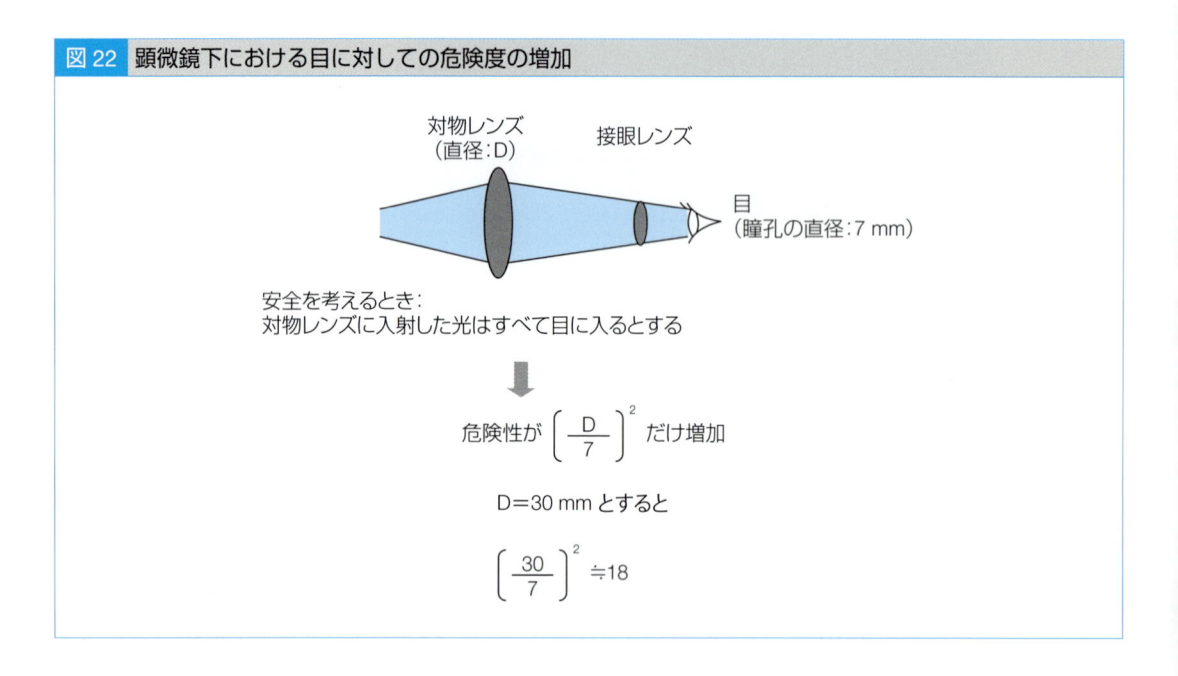

　対物レンズから接眼レンズまでの間で，放射照度はどの程度増加するかを知っておくことは安全上大変重要です．安全を考える場合には最悪の条件を考慮しなければならないため，対物レンズに入射した光は 100％接眼レンズを透過して目に入射すると考えてみましょう．図 22 に示すように，対物レンズの面積と接眼レンズの面積の比だけ放射照度が増加することになり，裸眼でみるときよりも危険性が増加すると考えなければなりません．対物レンズの直径を 30 mm とすると，この比は約 18，つまり放射照度が約 18 倍になることを意味します．通常，レンズを透過する光の波長は可視〜近赤外ですので，この帯域のレーザーを使用する場合に注意が必要です．

4 臨床現場における対策の実際と諸問題

　　レーザー管理区域となる治療室内では，必要な設備・備品の整備，標識の掲示，装置のキーによる管理をしなければなりません．また安全管理者は，医療従事者への安全教育・訓練を行わなければなりません．臨床現場では，治療室内への患者の誘導から治療の実際までのおのおのの過程において，注意すべき対策を講じ，安全に診療が行えるよう準備する必要があります．

　　医療用レーザー装置の使用において，使用者側が安全対策を怠ったり，機器側に問題があったりすれば，重大な医療事故が引き起こされる可能性があります．適切な安全管理体制を敷き，障害予防対策を十分に行うことで安全にレーザー治療が行えるようになるのです．

A. 臨床現場での安全対策の実際

　　前節において使用者が行うべき安全対策について述べました．本項では臨床現場において具体的にどのような安全対策を講じるべきかをみていきましょう．

1. 治療室における安全対策（表8）

a. 設備，備品の整備

　　治療室では医療用レーザー装置の維持，管理に必要な設備の設置が求められています．医療用レーザー装置の設置，レーザー装置の保守点検に必要な計測機器の整備，保護めがねなど必要数の保護具の管理および整備，有害ガスや粉塵処理に必要な吸引器の設置などが必要となります．

　　また各レーザー装置の保守点検は定期的に行い，レーザー出力の大きさや光軸の位置，ビームパターンなどのチェックを日々行い，点検簿に記録し，点検簿は保管するようにしてください．

　　治療室はレーザー治療中に外部からの入室があると非常に危険です．治療室の扉は施錠できるようにし，また外部からも施錠が確認できるシステムをとったほうがよいでしょう．また，治療室の扉が不用意に開いたときの安全対策として，遮光カーテンを用いて扉をおおうことも有効です（図23）．

b. 管理区域の標識などの掲示

　　治療室はレーザー管理区域に区分されるため，治療室内外にレーザー管理区域であることをはっきりと明示することが必要です．その際には治療室内に設置してある使用レーザー名や最高出力などを表示し，入室時の諸注意事項を室外に掲示し，周囲に周知させてください（図24）．

c. レーザー装置のキーによる管理

　　レーザー装置にはキーがついており，キーを装着しない限り電源が入らないようになっています．レーザー安全管理者による適正なキー管理のもとで運転管理を行うよう

表8 治療室における安全対策

1. 設備，備品の整備
    ・レーザー装置の設置
    　（整備点検に必要な計測機器の整備も含む）
    ・保護具の整備
    ・手術用器具の整備
    ・施錠可能な扉の設置（遮光カーテンの使用）
2. 管理区域の標識，入室時の注意事項などの表示
3. レーザー装置のキーによる管理
4. 安全教育・訓練

図23 治療室における安全対策

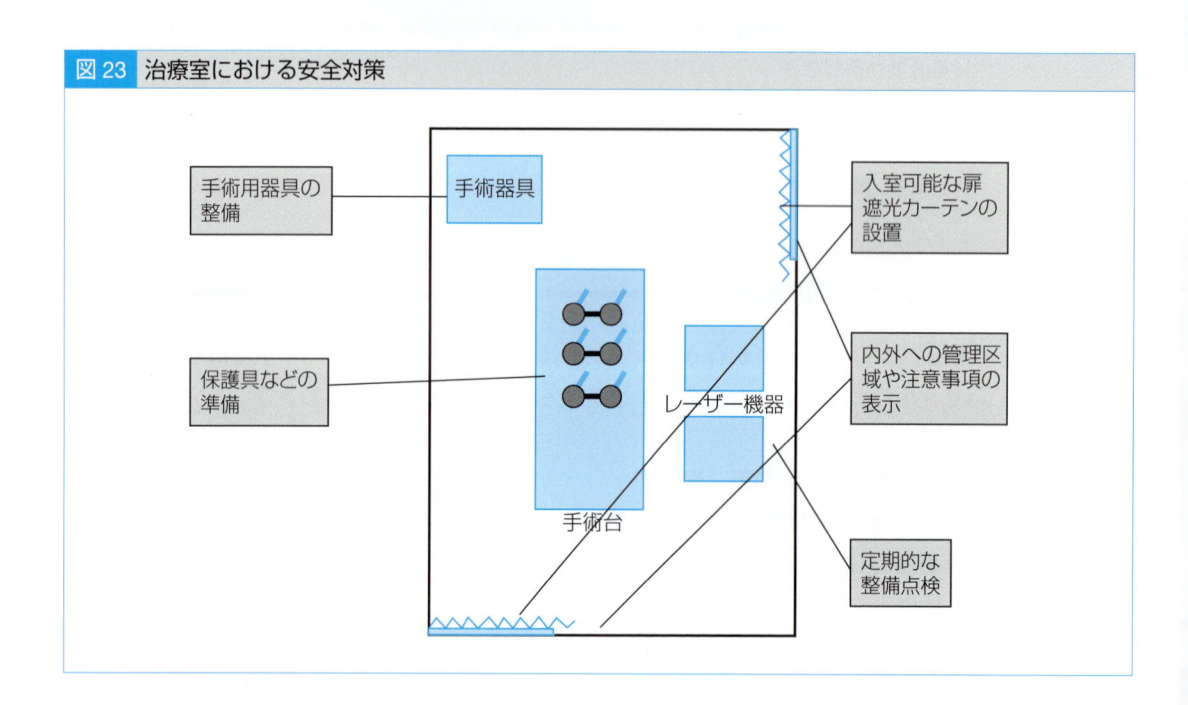

にしてください．

d. 安全教育，訓練

　治療室では，術者（治療者），患者のほか介助者などの医療従事者（コメディカル）がいる場合が少なくありません．そのため，コメディカルにも上記 a〜c を周知させるために現場での安全教育を徹底させ，またその訓練を行わなくてはならないことはいうまでもありません．

2. 安全対策の実際

a. 患者の治療室入室後の対策

　治療室に患者を入室させ，医療従事者の入室がすんだ後に，治療室内側から治療室入口扉の施錠を行います．この際，治療室への不用意な侵入者を防ぐために，治療室外にレーザー治療中であることを表示しなければなりません．また上述したように，遮光カーテンを用いて扉をおおい，万が一治療室の扉が開いた場合でも，レーザー光が漏れないようにすることも有効な安全対策となります．

図24	管理区域の標識などの掲示

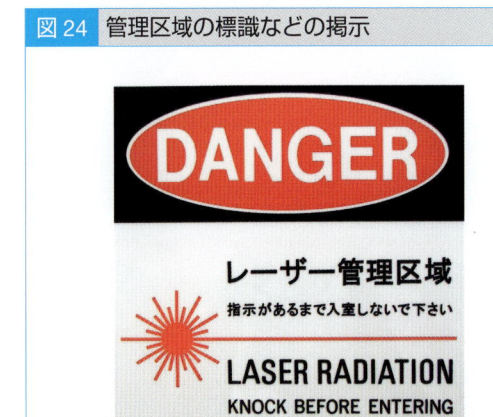
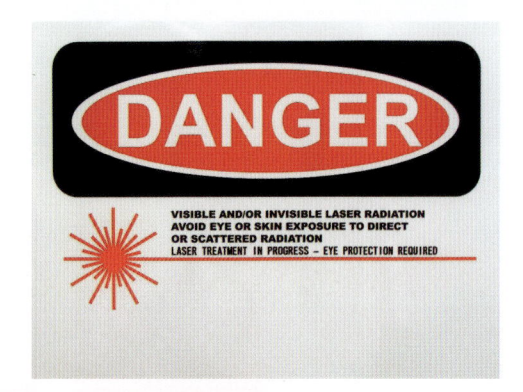
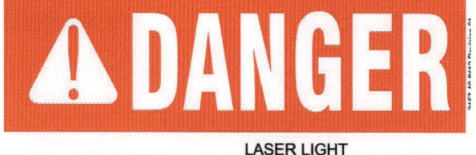
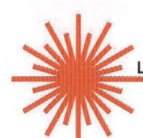

b. 治療室内での安全確認および対策

　レーザー治療の際には，使用するレーザー機器の波長等に適合する適切な保護めがねを着用し，眼損傷を避ける必要があります．施術者は患者および介助者である医療従事者全員の保護めがねの着用を確認のうえ，治療を開始しなければなりません．

　レーザー治療時には蒸散した生体物質や有害ガスなどが発生しているため，吸引器などを用いて常に除去を行いながら施術し，また生体防御の意味でもマスクを着用することが望まれます．

　また，レーザー治療に際して，使用する器具類などに誤ってレーザー光が照射された際の傷害を防ぐための対策も必要です．不燃性のチューブ類，光反射防止コーティングを施した手術用器具を使用したり，眼球周囲の施術の場合には眼球保護具を使用するなどして安全対策を施すべきです（図25）．また不必要な光の正反射（鏡面反射）を避けるため，鏡面反射しやすい物品（手鏡，指輪，時計，めがね，イヤリングなど）を治療室内に持ち込むことは避けてください．

　さらに，手術室などで麻酔下に医療用レーザー装置を使用する場合など麻酔ガスや薬品を用いる場合には，レーザー光の照射に伴う引火の危険性を考慮する必要があります．引火性のあるガスや揮発性の高い薬品は避けたほうがよいでしょう．

図25	レーザー治療に際し使用する器具

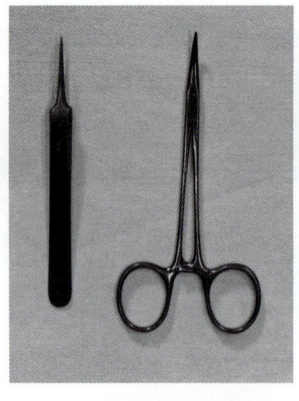

a. 反射防止対策した器具

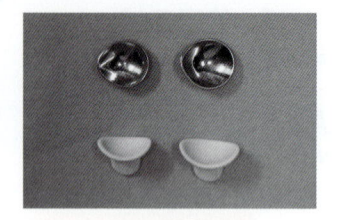

b. 眼球保護用器具

表9 医療用レーザー装置の使用に付随して起きうる問題：
使用者側に原因がある場合

1. 不適切な手術器具の使用
　・可燃性器具類への誤照射による発火
　・金属機器類からのレーザーの反射
2. 術者の不注意による患部以外へのレーザーの誤照射
　・患者の目，皮膚に対する誤照射
　・ガーゼやドレープへの誤照射による引火
3. 不適切な保護具の着用ないし不着用
4. その他
　・引火性麻酔ガス，薬品への引火，爆発
　・生体物質の蒸散に伴う室内空気の汚染
　・警告の不徹底　など

B. 臨床現場で起こりうる諸問題[19]

　臨床現場では，安全対策の不徹底や不注意など使用者側の原因により起こる問題と，製造業者の安全対策が十分でなかったり，機器の安全装置が機能しなかったりするなど装置側の原因により起こる問題があります．

1. 使用者側に原因がある場合（表9）

　使用者側に起因する問題として，①不適切な手術器具の使用，②患部以外へのレーザーの誤照射，③不適切な保護具の着用ないし不着用，④その他，があげられます．

a. 不適切な手術器具の使用

　可燃性の挿管チューブを使用し高濃度酸素下で呼吸管理をしている状態において，レーザー光を誤ってチューブに照射すると，チューブに引火し気道熱傷につながる重大な事故が起こります．このような場合を想定して不燃性の挿管チューブの使用が指導されています．また手術時には金属性の手術器具がレーザー照射部位の近傍におかれてい

表10　医療用レーザー装置の使用に付随して起きうる問題：
　　　　装置側に原因がある場合

- ・医用電気機器としての安全の不備：漏れ電流など
- ・レーザー装置内の高電圧による危険
- ・レーザー用ガスの供給（ボンベなど）に付随する問題
- ・副次放射（紫外線など）による危険
- ・フットスイッチ，ハンドスイッチの不良
- ・設定値のオーバーによる傷害
- ・ハンドピース交換時などに付随して起こりうる問題　など

ることも多いため，金属器具へのレーザーの誤照射が起こり，その反射光による事故を想定して，金属製手術器具には反射防止の表面処理を施したものを使用しましょう．

b. 術者の不注意による患部以外へのレーザーの誤照射

術者はハンドピースをもってレーザー照射位置を自由に変えながら手術をすることが多いため，術者の不注意により治療部以外にレーザーが照射される可能性があります．患者のみならず周囲の医療従事者へも危険があるとともに，治療部周囲にはガーゼやドレープなどがあるため，誤照射が引火につながる可能性もあります．このような場合を想定して，治療室に入室している患者，治療者，周囲の医療従事者は保護めがねを着用しなければならず，また照射部周囲のガーゼやドレープは水に湿らせるなどの対策を施すことが必要です．

c. 不適切な保護具の着用ないし不着用

保護めがねは，使用するレーザーの波長や出力に適合したものでなければなりません．保護めがねの不着用は問題外ですが，不適合の保護めがねをいくら着用しても保護具の役割は果たしません．

d. その他

レーザー装置を使用する場合には，引火性の麻酔ガスの使用は極力避けたほうがよいでしょう．また引火性の薬品類にも注意が必要です．生体物質のレーザーによる蒸散によって起こる室内空気の汚染は，吸引装置などによって速やかに除去するようにしましょう．

レーザー装置は術者が照射スイッチを入れることで照射されますが，周囲への告知（警告）をせずに照射を行うと，大変危険な場合も想定されます．術者はレーザー照射に先立ち，これからレーザーを照射するということを，患者や周囲の医療従事者に告知（警告）してください．

2. 装置側に原因がある場合（表10）

医療用レーザー装置は医用電気機器でもあるため，医用電気機器に要求されている安全対策のための条件を満たさなくてはなりません．その中でも漏れ電流や電磁波障害の対策は重要です．漏れ電流対策が十分でなく，漏れ電流が患者に流れた場合，心室細動や心房細動を引き起こす危険性があり，また電磁波障害によりペースメーカーの誤動作を引き起こす危険があります．

またレーザー装置の内部に使われている高電圧装置やガスなどに伴う危険についても

注意しなければなりません．また一般的に気体レーザーでは，レーザー管の放電に伴い紫外線または X 線を副次的に放射するものがあるので，装置内部において十分な遮蔽が行われ，外部に放射が漏れないようにする必要があります．

医療用レーザー装置を用いる術者はほとんどの場合，フットスイッチないしハンドスイッチを用いて照射を行います．スイッチに問題が生じた場合，レーザーが照射されなかったり，照射しているレーザーを停止させることができないという問題が起こる可能性があるのでとくに注意が必要です．

医療用レーザー装置の出力は，実際の出力パワーとの誤差が±20％以内と定められていますが，設定値よりもオーバーした場合，照射部に傷害を引き起こす可能性があるので，日常的な測定が必要です．

多くの医療用レーザー装置はハンドピースを交換したり，光ファイバー接続コネクター部を交換することで，用途に応じた治療を行うことができるようになっています．使用者側が導光路の変更を行った際に誤ってレーザーが発射された場合には，重大な事故につながる危険性があるので，ハンドピースなどの交換はマニュアルに従って注意深く行ってください．

装置側の原因に関しては，通常のレーザー装置の定期点検を十分に行うとともに，使用者が操作法や危険防止法についての教育や訓練を受けることで避けられるものがほとんどです．レーザーを安全に使用するために，前述のような管理体制を整備することが望まれます．

文献

1) 日本工業標準調査会．レーザ製品の安全基準，JIS C 6802：2014，日本規格協会，pp.84-87，東京，2014.
2) 日本工業標準調査会．レーザ製品の安全基準，JIS C 6802：2014，日本規格協会，pp.55-63，東京，2014.
3) 日本工業標準調査会．レーザ製品の安全基準，JIS C 6802：2014，日本規格協会，pp.75-80，東京，2014.
4) 日本工業標準調査会．レーザ製品の安全基準，JIS C 6802：2014，日本規格協会，p.93，東京，2014.
5) 橋新裕一，太田康夫．医用レーザ機器の安全基準．日レーザー医会誌 **32**：463-472，2012.
6) 光産業技術振興協会（編）．レーザ安全ガイドブック，第4版，新技術コミュニケーションズ，p.57，東京，2006.
7) Obana A, Brinkmann R, Goto Y, et al. A case of retinal injury by a violet light-emitting diode. Retin Cases Brief Rep **5**：223-226, 2011.
8) 日本工業標準調査会．レーザ製品の安全基準，JIS C 6802：2011，日本規格協会，pp.8-24，東京，2011.
9) 光産業技術振興協会（編）．レーザ安全ガイドブック，第4版，新技術コミュニケーションズ，pp.22-34，東京，2006.
10) 日本工業標準調査会．レーザ製品の安全基準，JIS C 6802：2014，日本規格協会，pp.43-51，東京，2014.
11) 昭和55年4月22日厚生省薬務局審査課長通知．薬審第524号「レーザー手術装置について」，1980.
12) 平成17年3月25日厚生労働省通達．基発第0325002号「レーザ光線による障害の防止対策について」，2005.
13) 日本工業標準調査会．レーザ製品の安全基準，JIS C 6802：2014，日本規格協会，pp.97-106，東京，2014.
14) 光産業技術振興協会（編）．レーザ安全ガイドブック，第4版，アドコム・メディア，pp.81-102，332-338，東京，2009.
15) 光産業技術振興協会（編）．レーザ安全ガイドブック，第4版，アドコム・メディア，pp.92-98，東京，2009.
16) 日本工業標準調査会．レーザ製品の安全基準，JIS C 6802：2014，日本規格協会，pp.51-52，75-80，東

京，2014.

17）光産業技術振興協会（編）．レーザ安全ガイドブック，第 4 版，アドコム・メディア，pp.179，338-344，東京，2009.

18）石渡裕政．レーザ医療装置の臨床応用におけるレーザ安全についての考察．医科器械学 **64**：402-407，1994.

19）光産業技術振興協会（編）．レーザ安全ガイドブック，第 4 版，アドコム・メディア，pp.344-346，東京，2009.

≡ 演習問題 ≡

1. MPE について**正しい**のはどれか.
   （1）Minimum Permissible Exposure の略である.
   （2）50％の人が障害を受けるレーザーの強さを意味する.
   （3）目に対してのみ定められている.
   （4）波長が決まれば，露光時間によらず値は一定である.
   （5）MPEに基づきレーザー製品をクラス分けするための被ばく放出限界が定義される.

2. レーザーの波長と目の傷害のリスクの関係で**誤っている**のはどれか.
   （1）400〜780 nm ————————————————————— 網膜の出血
   （2）780〜1,400 nm ————————————————————— 網膜の熱傷
   （3）180〜315 nm ————————————————— 角膜および結膜の炎症
   （4）315〜400 nm ————————————————————————— 白内障
   （5）1.4〜3 μm ————————————————————————— 網膜の熱傷

3. レーザー製品に関する図の説明ラベル（JIS 6802：2014）のクラスで**正しい**のはどれか（クラス名は黒く塗りつぶしてある）.
   （1）クラス2
   （2）クラス2M
   （3）クラス3R
   （4）クラス3B
   （5）クラス4

4. 保護めがねと OD 値について**誤っている**のはどれか.
   （1）OD は Optical Density の略である.
   （2）OD 値3の保護めがねのレーザー透過率は 0.1％である.
   （3）OD 値5の保護めがねはレーザー光を 1/10,000 に減衰できる.
   （4）保護めがねは，レーザーの波長のみならず強度を考慮して選定する必要がある.
   （5）保護めがねのフレームは，眼の側方からのレーザー入射を防ぐ構造である必要がある

5. レーザー治療の臨床現場における安全対策として**適切なの**はどれか.
   （1）治療室のドアを外から施錠した.
   （2）施術者と患者のみ保護めがねを着用した.
   （3）レーザー照射に先立ち，施術者が患者と補助者に声をかけた.
   （4）術野周囲をアルミホイルで保護した.
   （5）引火性のガスを使用した.

（正解と解説は p.122 参照）

演習問題の正解と解説

I 光とレーザーの基礎 (p.20)

1. **正解 (3)**

式 (I.3) より光子のエネルギーは波長に<u>反</u>比例する.

2. **正解 (4)**

式 (I.6) は入射角と屈折角の大小関係が屈折率の大小関係の逆になることを示している. 屈折率は「空気＜水＜ガラス」である (表1参照). (4) で屈折率は媒質Ⅰのほうが媒質Ⅱより大きいので, 屈折角のほうが入射角より大きくなる.

3. **正解 (3)**

(3) で光子を放出 (誘導放出) しないと増幅は起きない.

4. **正解 (2)**

式 (I.4) より, ビームの拡がり角は波長に比例する.

5. **正解 (4)**

このレーザーパルス列の繰り返し速度 (周波数) は式 (I.11) より, 1/0.2 (s) = 5 (Hz). またパルスエネルギーは三角波の面積に相当するから, 0.1 (s) × 100 (W) ÷ 2 = 5 (J). よって平均パワーは式 (I.10) より, 5 (J) × 5 (Hz) = 25 (W).

II 医用レーザーの基礎 (p.44)

1. **正解 (5)**

(1), (2) については図4, (3), (4) については図5参照. 図6より (5) は正しい. パルスオキシメーターは通常, この等吸収点より短い波長および長い波長の2波長の光を用いて動脈血酸素飽和度を測定する.

2. **正解 (1)**

励起エネルギー (パワー) に対するレーザーエネルギー (パワー) の比 (電気変換効率) は数%～10数%と低く, 残りのエネルギーは熱となるため, とくに高出力レーザーは水冷ないし空冷が必要となる (p.27).

3. **正解 (5)**

Ho：YAG レーザーの波長は 2.1 μm.

4. **正解 (1)**

LED は Light Emitting Diode の略. レーザーではないため LED 光はコヒーレントではない (インコヒーレント).

5. **正解 (5)**

(3) 石英ガラスファイバーの透過波長帯はおおよそ 300 nm～<u>2.1 μm</u> である. (5) 出射端は生体への接触, 蒸散飛散物の付着などにより汚れやすく, 汚れがレーザー光を吸収すると過熱が起きてファイバーが破損するおそれがある. 入射端はレーザー装置の内部にあるので汚れにくい一方, レーザーの焦点位置付近にあるためレーザー強度が高く, レーザー自身による損傷 (レーザー損傷) が起きやすい. 入出射端ともに損傷に注意が必要である.

III 代表的なレーザー治療の原理と注意事項 （p.87）

1. 正解（4）

（1）光深達長が大きいと蒸散閾値に達しない領域が大きくなり，精密な切開には適さない．（2）光深達長が小さいと組織表面付近しか加熱できないため，組織中にある血管を加熱するには適さない．（3）平均パワーが等しくとも，パルスレーザーの場合はピークパワーが高い，またパルスとパルスの間で発生した熱が周囲に拡散する等の違いがあるため，組織に対する作用は異なってくる．（5）歯の主成分は水であるため，Er：YAGレーザーなど，水の吸収係数が大きいレーザーが適している．

2. 正解（1）

繰り返し速度が遅いと，発生した熱がパルスとパルスの間の時間で拡散しやすいため，周囲組織への熱影響は小さくなる．

3. 正解（5）

脱毛の場合，毛（ヒーター）で発生した熱が毛囊幹細胞（ターゲット）に拡散する時間が必要（選択的光熱融解拡張理論）．

4. 正解（2）

血管腫はレーザーを赤血球（ヘモグロビン）に吸収させるため，血液の吸収係数が大きいレーザーが適している．

5. 正解（3）

PDTは光熱的効果でなく光化学的効果（光化学反応により発生した一重項酸素等の抗腫瘍効果）を利用する．

IV レーザー治療に関する安全対策の実際 （p.120）

1. 正解（5）

（1）Maximum Permissible Exposure の略である．（2）50％の人が障害を受けるレーザーの強さの1/10の強さを意味する．（3）目と皮膚に対して定められている．（4）露光時間も関係する．

2. 正解（5）

「表1．レーザーによる目の傷害」（p. 92）参照．（5）1.4〜3 μm の光は透過率が低く，網膜までは到達しにくい．

3. 正解（4）

「図13．JIS C 6802：2014 に掲載されたクラス別のラベル」（p. 103）参照．

4. 正解（3）

OD値5の保護めがねはレーザー光を1/100,000に減衰できる．

5. 正解（3）

（1）内から施錠しないと治療中に人が入ってくるリスクがある．（2）補助者も着用する必要がある．（4）アルミホイルはレーザーを反射するので危険．水を含ませたガーゼ等で保護する．（5）引火性ガスはレーザー照射により発火するリスクがあるため，極力避ける必要がある．

索　引

和　文

レーザー医療の基礎と安全（改訂第2版）

2016年 8 月25日　第 1 版第 1 刷発行	編集者 日本レーザー医学会安全教育
2020年12月21日　第 1 版第 3 刷発行	委員会
2024年10月20日　改訂第 2 版発行	発行者 小立健太
	発行所 株式会社 南 江 堂

〒113-8410　東京都文京区本郷三丁目42番6号

☎(出版)03-3811-7236　　(営業)03-3811-7239

ホームページ https://www.nankodo.co.jp/

印刷／製本 三報社印刷

Basics and Safety of Laser Medicine, 2nd Edition
© Japan Society for Laser Surgery and Medicine, 2024

定価はカバーに表示してあります.
落丁・乱丁の場合はお取り替えいたします.
ご意見・お問い合わせはホームページまでお寄せ下さい.

Printed and Bound in Japan
ISBN 978-4-524-22436-4